Percentiles de Peso y Talla al Nacer

Hospital Universitario de Puerto Real

Hospital Universitario de Puerto Real (Cádiz) – España

Servicio Andaluz de Salud

Universidad de Cádiz

Percentiles de Peso y Talla al Nacer Hospital Universitario de Puerto Real

Dr. Juan Jesús Fernández Alba

Doctor por la Universidad de Cádiz

Profesor Asociado de Ciencias de la Salud (Universidad de Cádiz)

Médico Especialista en Obstetricia y Ginecología

Dra. Carmen González Macías

Doctora por la Universidad de Cádiz

Profesora Asociada en Ciencias de la Salud (Universidad de Cádiz)

Médico Especialista en Obstetricia y Ginecología

Dr. Ángel Vilar Sánchez

Doctor por la Universidad de Cádiz

Tutor clínico (Universidad de Cádiz)

Médico Especialista en Obstetricia y Ginecología

Dr. Luis Javier Moreno Corral

Doctor en Medicina y Cirugía

Catedrático de Escuela Universitaria

Facultad de Ciencias de la Salud

Universidad de Cadiz

NOTA

Los autores han hecho todo lo posible para que las recomendaciones clínicas derivadas del presente trabajo estén de acuerdo con las normas y la práctica aceptadas en el momento de la publicación. Sin embargo, se recomienda al lector que contraste adecuadamente la información antes de usarla en su práctica clínica habitual.

ISBN-13: 978-1543070651
ISBN-10: 1543070655

Tal vez la inmovilidad de las cosas a nuestro alrededor les viene impuesta por nuestra certeza de que son ellas y no otras, por la inmovilidad de nuestro pensamiento frente a ellas.

Marcel Proust

"Certitudinem stultum quid"
La certeza es cosa de necios
Anónimo

índice temático

Índice temático

1.- Introducción

Introducción

Desde el momento de la concepción y hasta alcanzar la edad adulta, el ser humano es un organismo en constante crecimiento y desarrollo. Este proceso dinámico tiene unas bases genéticas que determinan el potencial de crecimiento para cada individuo. La influencia que la propia herencia ejerce sobre este proceso es genuina para cada persona en particular y característica para cada población estudiada.

Sin embargo, el crecimiento máximo que un determinado individuo puede alcanzar de acuerdo a su potencial genético, puede verse afectado por otros factores ajenos a la herencia. Estos factores externos, ambientales, modifican en uno u otro sentido el ritmo de crecimiento y, por ello, el grado de desarrollo final.

Obviamente, algunos de estos factores externos también son característicos o específicos para cada población estudiada y, por tanto, cambian de una muestra a otra.

Por ello, la definición de crecimiento normal varía entre las distintas poblaciones estudiadas y requiere criterios estadísticos que objetiven la normalidad mediante la realización de curvas poblacionales contextualizadas.[1,2,3 y 4]

1.1 Importancia de las curvas de normalidad para el diagnóstico correcto de las alteraciones del crecimiento fetal.

El peso al nacer continúa siendo una de los principales predictores de morbilidad y mortalidad infantil.[5,6]

La adecuación del peso de un recién nacido a su sexo y edad gestacional puede establecerse mediante la utilización de curvas de percentiles de peso al nacer. Las tablas de percentiles se usan habitualmente para monitorizar determinados parámetros del individuo en el contexto de los valores obtenidos en el conjunto de la población.

Sin embargo, para que la monitorización sea válida, el individuo estudiado debe pertenecer a la población sobre la cuál se obtuvieron las tablas de percentiles. En caso contrario, se pueden producir importantes errores diagnósticos. La Organización Mundial de la Salud (O.M.S.) recomienda que la curva patrón que se emplee en cada Centro Perinatológico sea representativa de la población que atiende.[1]

En el caso concreto del peso al nacer, la bibliografía muestra numerosos ejemplos que demuestran el error potencial derivado de utilizar tablas de percentiles realizadas en poblaciones distintas a aquellas en las que se aplican. Así, McCowan y Stewart [2], en un estudio realizado en Nueva Zelanda, llaman la atención sobre el error de utilizar tablas de percentiles de peso al nacer basadas en población europea al ser aplicadas sobre determinados grupos étnicos locales, especialmente en niños de las Islas del Pacífico o de etnias asiáticas. En concreto, usando tablas europeas se infradiagnosticarían los casos de crecimiento intrauterino retardado (CIR.) en recién nacidos de las islas del Pacífico y se sobrediagnosticarían en los casos de etnias asiáticas.

Otro ejemplo de la diversidad hallada en el peso al nacer en dependencia de la población estudiada lo muestra el trabajo realizado por Evans et al.[3] o el publicado por el *EuroNatal Working Group*[4] que analiza las diferencias encontradas en el peso al nacer en Finlandia, Suecia, Noruega, Dinamarca, Escocia, los Países Bajos y Bélgica. Los autores coinciden en que el peso óptimo promedio de una población (el asociado con una menor mortalidad) varía de una población a otra, e insisten en la importancia de desarrollar las referencias de peso normal al nacer específicas para cada población.

Por otra parte y al margen de la población de origen, las curvas de percentiles de peso al nacer realizadas en la misma población pero antiguas podrían no ser válidas en la actualidad.

Sabemos que el peso al nacer cae seriamente debido a periodos de grave hambruna. En el último cuarto del siglo XX, el peso medio al nacer ha aumentado en algunos países desarrollados y en vías de desarrollo.[7] Sin embargo, otros no han experimentado grandes cambios o han sufrido un descenso ponderal en sus recién nacidos.[8 y 9] Numerosos trabajos analizan la evolución del peso al nacer en países diversos como Inglaterra y Gales[10], Noruega[11], Francia[9], Canadá[12], Estados Unidos[10], Brasil [8 y 13] o Japón.[10 y 14] Por su parte, Alonso et al.[15] en un estudio publicado en 2005 y referido al periodo de tiempo comprendido entre 1981 y 2002 encuentran una caída en la media del peso al nacer en España de aproximadamente 9 gramos por año. Los autores atribuyen este cambio al incremento de nacidos vivos con bajo peso, a la disminución del número de macrosómicos derivado muy probablemente de un mejor control prenatal de la diabetes y, por último, al incremento de madres fumadoras.

Incluso, tablas de percentiles elaboradas en la misma población podrían diferir si no se tienen en cuenta otros factores como la data precisa de la gestación. En general, la edad gestacional se define como el tiempo transcurrido desde la fecha de la última menstruación hasta el momento del embarazo en que se calcula. Esto hace que, en mujeres con ciclos menstruales largos, la edad gestacional pueda estar sobredimensionada y ello podría inducir un cambio en los percentiles de peso al nacer hallados en los recién nacidos después del término de la gestación.[16]

Por ello, podemos llegar a unos resultados más fiables si corregimos la edad gestacional por ecografía,[17] siempre y cuando el estudio ecográfico se realice precozmente en la gestación (hasta la semana 20 o, incluso mejor, en el primer trimestre de la gestación) ya que las variaciones entre individuos encontradas en el tercer trimestre hacen que la data de la gestación en este periodo por ecografía sea poco fiable.

Otro problema que se aprecia en la construcción de tablas de percentiles de peso al nacer, sobre todo en el caso de grandes muestras retrospectivas, es la presencia de valores extremos que se apartan de la distribución normal.[18]

De cara a minimizar el error derivado de estas observaciones, se han propuesto algunos métodos estadísticos de corrección que aportan una mayor fiabilidad a aquellas tablas en las que se han utilizado[19] aspecto en el que profundizaremos en el apartado dedicado a material y método.

1.2 Clasificación de las alteraciones del crecimiento fetal

El peso al nacer es considerado uno de los principales indicadores del estado de salud en el momento del nacimiento.

Las desviaciones de la normalidad tanto por defecto como por exceso se asocian con un aumento de la morbilidad y la mortalidad tanto neonatal como infantil.

1.2.1 Crecimiento intrauterino retardado.

La primera alusión bibliográfica al recién nacido de bajo peso se remonta a principios del siglo pasado cuando, en 1919 se define el término "prematuro" como aquel recién nacido cuyo peso es inferior a 2500 gramos.[20] Durante toda la primera mitad del siglo XX, cuando un recién nacido pesaba al nacer menos de 2500 gramos, se consideraba como prematuro, no existiendo la noción de un crecimiento inadecuado en una gestación a término.

Prácticamente durante la primera mitad del siglo XX, el concepto *peso al nacer* se entendió de forma dicotómica. Para la medicina de este periodo, *bajo peso al nacer* hacía alusión a una categoría en la que se encuadraban todos aquellos recién nacidos con un peso inferior a 2500 gramos. El resto de recién nacidos se incluían dentro de la única categoría alternativa contemplada, los que presentaban un *peso normal al nacer*.

Durante años, cuando un recién nacido presentaba un peso al nacer inferior a 2500 gramos, se entendía que el parto había tenido lugar antes del término. Hasta tal punto penetró este razonamiento en la medicina de la primera mitad del siglo XX que los términos *bajo peso al nacer* y *prematuro* se utilizaron como sinónimos y de forma intercambiable en la literatura científica desde 1920 hasta los años sesenta.[21]

Sin embargo, ni todos los niños que presentan un bajo peso al nacer son prematuros ni todos los prematuros presentan un peso por debajo de 2500 gramos.

Habrá que esperar hasta los años 60 para que la Organización Mundial de la Salud reconozca que, en muchos casos, el bajo peso al nacer no es el resultado de un nacimiento antes del término sino que se trata de recién nacidos a término que presentan un peso inadecuado para su edad gestacional. Son recién nacidos denominados de "bajo peso" al nacer.[22]

El estudio de determinados datos epidemiológicos durante los años 1950 y 1960 contribuyó finalmente a aclarar esta distinción. En 1961, la Organización Mundial de la Salud recomendó que no se continuara usando el concepto de *bajo peso al nacer* como la definición oficial de prematuridad ([23]).

Durante los años 1970, muchos investigadores fueron asimilando los nuevos conceptos aunque incluso en 1977, un libro que trataba sobre bajo peso al nacer fue titulado *La epidemiología de la prematuridad* ([24]).

Como los investigadores comenzaron a reconocer que los términos *bajo peso al nacer* y *prematuro* no eran sinónimos, surgió un nuevo problema. Los niños a término que nacían con un peso inferior a 2500 gramos no siempre presentaban una mayor mortalidad ¿Cuál era entonces la causa del menor peso si no se trataba de un parto pretérmino?

El problema se resolvió mediante la invención de una nueva enfermedad, el *crecimiento intrauterino retardado* (o *crecimiento intrauterino restringido*).

Estadísticamente, el crecimiento intrauterino retardado (CIR) se define como aquel recién nacido cuyo peso al nacer se encuentra situado por debajo del percentil 10 para su edad gestacional. De esta definición se desprende que desde un punto de vista estrictamente teórico, es esperable una incidencia de CIR del 10%, aunque en la práctica clínica esta incidencia podría verse disminuida si se corrigen los criterios de normalidad con curvas adaptadas que tengan en cuenta el fenotipo materno.[25] Estadísticamente, la mayoría de los CIR son fetos nacidos a término. Es una consecuencia inevitable de la formulación de su concepto ya que esta entidad engloba, por definición, al 10 por ciento de los niños nacidos a cada edad gestacional y, dado que la inmensa mayoría de los niños nacen a término, la inmensa mayoría de los CIR se presentan también a esta edad gestacional.

Esta solución al problema de los recién nacidos a término con bajo peso al nacer rápidamente prendió entre la comunidad científica. Basta realizar una búsqueda bibliográfica en *Medline* utilizando la palabra clave *intrauterine growth retardation* entre los años 1970 y 1979 para comprobar que los artículos publicados rápidamente pasaron de unos pocos a más de 200 al año. De esta forma el recién nacido con bajo peso al nacer pasó de considerarse siempre como un prematuro a ser encuadrado en dos categorías: pretérmino y CIR.[21]

Algunos autores han sugerido considerar como CIR sólo a aquellos recién nacidos situados por debajo del percentil 5, ya que este grupo incluiría las mayores tasas de morbilidad y mortalidad.[26]

Por otra parte, durante la vida fetal, al igual que ocurre durante la infancia, las alteraciones en el crecimiento suelen ser la manifestación, el síntoma podríamos decir, de un proceso patológico subyacente. Dicho con otras palabras, la alteración del crecimiento fetal, en la mayoría de las ocasiones no constituye en sí misma una entidad patológica sino la consecuencia de una enfermedad sobre el complejo proceso de crecimiento y desarrollo.

Por ello, el CIR realmente engloba un grupo de pacientes tan heterogéneo como lo es el grupo de etiologías que lo provoca.

En la Tabla 1-1 se muestran las principales causas que motivan el diagnóstico de crecimiento intrauterino retardado.

Error al datar la gestación
Feto constitucionalmente pequeño
Alteraciones genéticas y/o cromosómicas
Infecciones intrauterinas
Alteración de la unidad útero-placentaria que implique una restricción en el aporte de nutrientes y/u oxígeno al feto

Tabla 1-1.- Principales causas que motivan el diagnóstico de crecimiento intrauterino retardado. [27 y 28]

Sin contar con aquellos casos en los que existe un error al datar la gestación, aproximadamente el 80 – 85 % de los fetos identificados como pequeños para su edad gestacional, son constitucionalmente pequeños, pero sanos. Entre un 10 y un 15 % son verdaderos casos de CIR. El restante 5 a 10 % lo constituyen recién nacidos afectos de cromosomopatías, alteraciones estructurales o infecciones intrauterinas crónicas.[27]

Para conseguir identificar adecuadamente el subgrupo de niños que realmente padecen un CIR, se requiere un análisis individualizado de cada caso. Pero también es preciso disponer de tablas adecuadas de crecimiento fetal. El uso de tablas basadas en estudios poblacionales realizados en muestras distintas a aquella en la que se intenta realizar el diagnóstico frecuentemente deriva en clasificaciones erróneas que conllevan catalogar a algunos recién nacidos sanos como CIR y/o viceversa.[29]

La incidencia de CIR varía según la población de referencia y qué percentil se haya determinado como indicativo de un retraso en el crecimiento clínicamente relevante.[30]

Así, si bien habitualmente definimos como CIR a aquel recién nacido cuyo peso al nacer se encuentra por debajo del percentil 10, el grupo de recién nacidos por debajo del percentil 5 o incluso por debajo del percentil 3, podría estar identificando de forma más fiable al subgrupo que verdaderamente muestra un riesgo aumentado de sufrir un mal resultado perinatal.[31]

Por otra parte, un crecimiento fetal inadecuado se ha relacionado con un aumento tanto en la morbilidad como en la mortalidad perinatal.[32 y 33]

Así, se ha relacionado con el CIR un aumento en la incidencia de alteraciones del desarrollo psicomotor, aumento del riesgo relativo de padecer determinadas enfermedades en la edad adulta como hipertensión arterial, enfermedad vascular y/o diabetes y aumento del riesgo de muerte fetal.[34 y 35]

1.2.2 Macrosomía fetal

El término macrosomía fetal hace referencia a aquellos niños que presentan un peso al nacer por encima de lo considerado como normal. Si bien, desde un punto de vista estadístico podríamos considerar grande para la edad gestacional a aquel niño cuyo peso al nacer se encuentra por encima del percentil 90, habitualmente y a diferencia de lo ocurrido con el CIR, la normalidad en lo que a macrosomía se refiere, no se establece en función del percentil que ocupe el recién nacido en una curva de crecimiento fetal sino que se fija de manera más o menos arbitraria un peso máximo a partir del cuál el niño es considerado un macrosoma. El Colegio Americano de Obstetras y Ginecólogos en su boletín práctico nº 22[36] dedicado a la macrosomía fetal expone que, si bien el peso máximo al nacer a partir del cual un niño se considera macrosoma varía según los autores entre 4000 y 4500 gramos, los resultados de extensos estudios de cohorte fundamentan el uso de 4500 gramos como el peso a partir del cual se debe hablar de macrosomía fetal.

El único método verdaderamente fiable para el diagnóstico de la macrosomía fetal es pesar al recién nacido tras el parto. La estimación del peso fetal por ecografía no se muestra más fiable que la estimación clínica mediante las maniobras de Leopold.

En la Tabla 1-2 se incluyen los principales factores de riesgo para que un recién nacido presente macrosomía fetal.

1. Antecedentes de macrosomía
2. Peso materno previo al embarazo
3. Ganancia ponderal durante el embarazo
4. Multiparidad
5. Feto varón
6. Edad gestacional superior a 40 semanas
7. Raza
8. Peso materno al nacer
9. Altura materna
10. Edad materna inferior a 17 años
11. Prueba de cribado de diabetes gestacional positiva *(sobrecarga oral de 50 g de glucosa)* con curva de sobrecarga oral de glucosa posterior normal.
12. Diabetes gestacional o pregestacional con mal control metabólico

Tabla 1-2.- Principales factores de riesgo para que un recién nacido presente macrosomía fetal.[36, 37, 38, 39, 40 y 41]

Por lo que a la madre se refiere, el Colegio Americano de Obstetras y Ginecólogos, hace hincapié en que el principal riesgo materno asociado al diagnóstico de macrosomía fetal es el aumento del riego relativo de que el parto acabe por vía abdominal mediante la realización de una cesárea.

Sin embargo, cuando se produce el parto por vía vaginal, la macrosomía también incrementa hasta 5 veces la probabilidad de aparición de una lesión del canal del parto incluyendo desgarros vaginoperineales de tercer o cuarto grado.[42]

La distocia de hombros, aunque con una baja incidencia (1,4 % de todos los partos vaginales), representa la complicación fetal más grave asociada a la macrosomía fetal. Hasta un 25 % de los niños que experimentan una distocia de hombros al nacer presentan daños asociados del plexo braquial o fracturas de clavícula y/o húmero.[43]

También, aunque más infrecuente, la distocia de hombros puede asociarse a asfixia y muerte neonatal. [44 y 45]

1.3 *Justificación del presente estudio.*

Expuesto lo anterior, se entiende el interés clínico de conocer el grado de adecuación del peso fetal o del recién nacido a los estándares para su edad gestacional.

Cuando el embarazo aún no ha concluido, habitualmente se recurre a la realización de medidas ecográficas de determinadas estructuras fetales a partir de las cuales es posible calcular, mediante una curva de regresión, el peso estimado fetal. Con posterioridad, dicho peso es ubicado en una tabla o en una curva de normalidad concluyéndose entonces si se trata o no de un crecimiento normal.

Tras el parto, el peso del recién nacido igualmente se traslada a tablas o curvas de normalidad que permiten conocer si se trata de un peso adecuado o no para la edad gestacional en la que se ha producido el parto.

Desde el estudio inicial de Lubchenko [46] se han realizado numerosos estudios poblacionales,[47, 48, 49 y 50] encontrando en la bibliografía abundantes curvas de normalidad de peso al nacer de utilidad clínica.

Sin embargo, numerosos autores nos advierten del error de utilizar clínicamente en nuestro medio tablas o curvas de normalidad que se establecieron partiendo de estudios poblacionales realizados en un medio distinto al nuestro, pues podríamos considerar patológicos a recién nacidos normales y viceversa.[29, 51 y 52]

Por ello, si utilizamos una tabla de referencia realizada en una población cuyos recién nacidos son mayores a los nuestros, encontraremos un número aumentado de recién nacidos clasificados erróneamente como CIR. Y, por otra parte, si utilizamos una tabla de referencia basada en una población de recién nacidos más pequeños que los nuestros, disminuirá la tasa de CIR.

En base a esta necesidad, nosotros hemos determinado nuestras propias tablas y curvas al objeto de diferenciar los recién nacidos de peso y talla normal de aquellos otros afectos de CIR o macrosomía ya que ambas entidades conllevan el mayor riesgo perinatal.

2.- Hipótesis

Hipótesis

1. Los recién nacidos pertenecientes al Área de Salud adscrita al Hospital Universitario de Puerto Real presentan un peso y talla con distribución estadísticamente normal.

2. Los recién nacidos pertenecientes al Área de Salud adscrita al Hospital Universitario de Puerto Real cuyo peso y talla se adecuan a la curva de normalidad de dicho Área Sanitaria presentan los mejores resultados perinatales.

3.- Objetivos

Objetivos

3.1 Objetivos primarios

1. Elaborar tablas y curvas de normalidad de peso y talla al nacer distribuidas por sexo y edad gestacional en el Área de Salud adscrita al Hospital Universitario de Puerto Real en el periodo comprendido entre 1993 y 2005.

2. Analizar el riesgo perinatal en dependencia del peso al nacer según la curva de normalidad obtenida.

3.2 Objetivos secundarios

1. Establecer las relaciones existentes entre el peso del recién nacido (ajustado por edad gestacional y sexo) con el peso, talla e IMC maternos al inicio del embarazo y con la edad materna en el momento del parto.

2. Establecer las relaciones existentes entre el peso del recién nacido (ajustado por edad gestacional y sexo) y el número de embarazos, partos, cesáreas y abortos en la madre.

4.- Material y métodos

Material y métodos

Esta investigación cumplió los principios fundamentales relativos a los derechos humanos y la biomedicina recogidos en la Declaración de Helsinki[53] y en el Convenio del Consejo Europeo y las premisas éticas recogidas en la Ley 41/2002 de 14 de Noviembre, Básica Reguladora de la Autonomía del Paciente y de Derechos y Obligaciones en materia de Información y Documentación Clínica[54], así como en toda legislación española relativa a la investigación biomédica y la bioética. Los datos recogidos se tratarán conforme a lo establecido por la Ley Orgánica 15/1999 de Protección de Datos de Carácter personal.[55]

4.1 Ámbito del estudio

La población estudiada se encuentra situada al sur de España dentro de la Comunidad Autónoma Andaluza y, en concreto, en el Área de Salud adscrita al Hospital Universitario de Puerto Real.

Dicho Hospital atiende las poblaciones de Alcalá de los Gazules, Barbate, Benalup, Chiclana de la Frontera, Conil de la Frontera, Medina, Paterna de Rivera, El Puerto de Santa María, Puerto Real, Rota y Vejer de la Frontera, todas pertenecientes a la provincia de Cádiz.

Según los datos del último censo de Población y Viviendas realizado por el Instituto Nacional de Estadística (I.N.E.) en 2011,[56] el número de mujeres adscritas a nuestra Área de Salud asciende a 171.967.

La Tabla 4-1 recoge las poblaciones atendidas por nuestro Servicio.

Localidad	Número de mujeres
Alcalá de los Gazules	2676
Barbate	11375
Benalup-Casas Viejas	3539
Chiclana de la Frontera	39993
Conil de la Frontera	10736
Medina-Sidonia	5765
Paterna de Rivera	2732
El Puerto de Santa María	45136
Puerto Real	20466
Rota	14510
Tarifa	8681

Tabla 4-1.- Poblaciones adscritas a nuestra Área de Salud (Fuente I.N.E.[56])

Si bien la población atendida es predominantemente rural, la actividad económica varía según la localización del municipio sobresaliendo el sector agrario, pesquero y de servicios, con una importante presencia del sector turístico sobre todo en las localidades costeras y del sector público en las localidades de mayor población.

4.2 Diseño del estudio

4.2.1 Elaboración de las tablas / curvas de percentiles de peso y talla al nacer

Estudio transversal poblacional basado en una muestra de 21.224 nacimientos ocurridos en el Área de Salud adscrita al Hospital Universitario de Puerto Real entre los años 1993 y 2005.

4.2.2 Cálculo del riesgo perinatal en función del peso al nacer

Estudio retrospectivo del universo de casos y controles.

4.3 Criterios de inclusión

Recién nacidos cuyo nacimiento ha tenido lugar en el Servicio de Obstetricia y Ginecología del Hospital Universitario de Puerto Real y cuya edad gestacional en el momento del parto se halle comprendida entre las 30 y las 42 semanas de gestación completas.

4.4 Criterios de exclusión

Se han excluido los recién nacidos de:

- Edad gestacional inferior a 30 semanas

- Gestación múltiple

- Muerte fetal anteparto

4.5 Variables incluidas en el estudio

1. Fecha de nacimiento de la madre

    - Variable tipo fecha

2. Edad materna en el momento del parto.
    - Variable cuantitativa continua
    - Unidad: años

3. Peso materno al comienzo de la gestación
    - Variable cuantitativa continua
    - Unidad: kilogramos

4. Talla materna
    - Variable cuantitativa continua
    - Unidad: centímetros

5. Índice de masa corporal materno al inicio de la gestación: Peso materno en la primera visita prenatal a la matrona medido en kg y dividido por la talla en metros al cuadrado.

- Variable cuantitativa continua

- Unidad kg/m^2

6. Fecha de última regla real

   - Variable tipo fecha

7. Fecha de última regla corregida por ecografía

   - Variable tipo fecha

8. Edad gestacional en el momento del parto:
   - Variable cuantitativa discreta
   - Unidad: semanas de gestación

9. Número de gestaciones ocurridas en la embarazada incluida la gestación actual:
   - Variable cuantitativa discreta

10. Número de partos vaginales anteriores al parto objeto del estudio
    - Variable cuantitativa discreta

11. Número de cesáreas anteriores al parto objeto del estudio
    - Variable cuantitativa discreta

12. Número de abortos anteriores al embarazo objeto del estudio
    - Variable cuantitativa discreta

13. Peso del recién nacido:
    - Variable cuantitativa continua
    - Unidad gramos

14. Talla del recién nacido
    - Variable cuantitativa continua
    - Unidad centímetros

15. Índice de Apgar al minuto del nacimiento
    - Variable cualitativa ordinal

16. Índice de Apgar a los 5 minutos del nacimiento

    - Variable cualitativa ordinal

4.6 *Método seguido para la obtención de los datos*

4.6.1 Edad materna en el momento del parto

La edad materna al parto fue calculada en el momento del estudio. Para ello se calcularon los años completos transcurridos desde la fecha de nacimiento de la gestante hasta el día del parto

4.6.2 Peso materno al inicio de la gestación

El peso materno fue obtenido en la primera visita prenatal realizada por las embarazadas en su Centro de Atención Primaria de Salud y fue medido y registrado por la correspondiente matrona de Atención Primaria. Sólo fueron considerados aquellos registros en los que la primera visita prenatal se realizó antes de la 8ª semana de gestación cumplida.

El peso al comienzo de la gestación fue consignado en el *"Documento de Salud de la Embarazada"*, soporte del cual fue obtenido a posteriori en el momento del parto para su inclusión en la base de datos informática del servicio. En el momento de la realización del estudio, la báscula utilizada en los Centros de Atención Primaria incluidos en el estudio fue una báscula romana profesional de la marca SECA con tallímetro incorporado.

4.6.3 Talla materna

La talla materna fue obtenida en la primera visita prenatal realizada por las embarazadas en su Centro de Atención Primaria de Salud y fue medida y registrada por la correspondiente matrona de Atención Primaria.

La talla fue registrada en el *"Documento de Salud de la Embarazada"*, soporte del cual fue obtenida a posteriori en el momento del parto para su inclusión en la base de datos informática del servicio.

Al igual que el peso, la talla fue medida con una báscula romana profesional de la marca SECA con tallímetro incorporado.

4.6.4 Edad gestacional en el momento del parto

La determinación de la edad gestacional se realizó basándonos en la fecha de la última regla. En aquellos casos en los que se detectó una diferencia mayor a dos semanas al datar la gestación mediante ecografía del primer trimestre se tomó como edad gestacional cierta la establecida por ecografía. Este cálculo fue posible realizarlo gracias a una utilidad del sistema informático del servicio[57] que permite calcular la fecha de última regla teórica calculada retrospectivamente en función de la data de la gestación por ecografía, registrando el dato en un campo de la base de datos de antecedentes obstétricos, lo que permite calcular a posteriori la edad gestacional real en el momento del parto.

A efectos del presente estudio consideramos semanas gestacionales completas.

4.6.5 Fórmula obstétrica (Número de gestaciones, partos vaginales, cesáreas y abortos)

El número de gestaciones incluida la del estudio, el número de partos vaginales previos al estudio, el número de cesáreas anteriores al estudio y el número de abortos anteriores al estudio fue obtenido mediante anamnesis durante el ingreso hospitalario motivado por el parto estudiado.

4.6.6 Peso neonatal

El peso neonatal se obtuvo en la Unidad de Partos del Servicio de Obstetricia y Ginecología del Hospital Universitario de Puerto Real inmediatamente tras el parto.

Para la medición del peso se utilizó una báscula pesa-bebés mecánica con pesas deslizantes de la marca SECA modelo SECA-725 con capacidad para 16 Kg y división en 5 g con ajuste a cero seleccionable. Los recién nacidos fueron pesados desnudos tras el pinzamiento del cordón umbilical con una pinza de cordón plástica desechable.

4.6.7 Talla neonatal

La talla neonatal se obtuvo en la Unidad de Partos del Servicio de Obstetricia y Ginecología del Hospital Universitario de Puerto Real inmediatamente tras el parto.

Para la obtención de la talla se utilizó un tallímetro lineal manual con graduación de 20 a 100 cm y escala en milímetros. Para su tallado, los recién nacidos fueron colocados en decúbito supino con los miembros inferiores en extensión.

4.6.8 Índice de Apgar al minuto y a los 5 minutos

El índice de Apgar[58] fue obtenido para evaluar el estado neonatal en la misma Unidad de Partos del Hospital Universitario de Puerto Real de acuerdo a los estándares establecidos. La puntuación oscila entre 0 y 10 y se obtiene al combinar 5 parámetros que se puntúan individualmente de 0 a 2, siendo el resultado final la suma obtenida en cada uno de los parámetros (Ver Tabla 4-2)

	0	1	2
Color de la piel	Cianosis	Acrocianosis	Normal
Frecuencia cardíaca	Ausente	< 100	> 100
Reflejos	Sin respuesta a estimulación	Mueca, llanto débil al ser estimulado	Estornudos, tos, pataleo al ser estimulado
Tono muscular	Ausente	Flexión débil	Movimiento activo
Respiración	Ausente	Débil o irregular	Llanto vigoroso

Tabla 4-2.- Parámetros evaluados en el test de Apgar y su puntuación.

4.7 Fuente de los datos.

Todas las variables incluidas en el estudio fueron introducidas en tiempo real (en el mismo momento en que se producía el nacimiento) en el Sistema de Información Clínica del Hospital Universitario de Puerto Real.[57]

Con excepción de la edad materna y edad gestacional en el momento del parto que fueron calculadas durante el estudio a partir de la fecha de nacimiento de la paciente y de la fecha de última menstruación real o corregida, el resto de variables fue introducido en tiempo real en el Sistema de Información Clínica de la Unidad de Partos del Servicio de Obstetricia y

Ginecología del Hospital Universitario de Puerto Real en el mismo momento en que se fueron produciendo los partos.

En el momento del estudio, se realizó una consulta a la base de datos mediante SQL *(Standard Query Language)* seleccionando exclusivamente las variables incluidas en el estudio para su posterior proceso estadístico.

4.8 Análisis estadístico

4.8.1 Metodología para la elaboración de las tablas y curvas de percentiles de peso y talla al nacer por edad gestacional y sexo

4.8.1.1 Estudio de la normalidad de la muestra y criterio de exclusión de valores extremos "outliers".

Se estudiaron separadamente los recién nacidos varones de las mujeres.

Para cada edad gestacional completa se realizó un estudio de distribución muestral tanto de la talla como del peso al nacer, eliminando del cálculo estadístico los valores considerados *outliers*. Para la comprobación de que la muestra se ajustaba a una distribución normal utilizamos el test de Kolmogorov-Smirnoff cuando el número de neonatos era mayor de 50 y la prueba de Shapiro-Wilk para edades gestacionales en las que la muestra era más reducida. Ambas pruebas tienen como objetivo determinar si la muestra estudiada sigue una distribución normal o no. Se considera una distribución normal cuando, tras aplicar el test, no se encuentran diferencias estadísticamente significativas. También realizamos una valoración gráfica de la normalidad de la muestra para cada sexo y edad gestacional. Para ello realizamos histogramas de distribución de frecuencias de peso y talla por edad gestacional. Independientemente, para cada edad gestacional y sexo realizamos gráficos Q-Q ("Q" hace alusión al término cuantil. En inglés *quantile*). Este tipo de gráfico nos permite apreciar las diferencias entre la distribución real y la distribución teórica normal.

Un problema inherente al uso de grandes bases de datos recogidas prospectivamente en tiempo real es la presencia de valores aberrantes que son introducidos erróneamente y que deben ser excluidos del estudio para el cálculo de percentiles.

Para determinar qué valores se apartaban en extremo de la tendencia central y, por ello, debían excluirse del estudio, para cada edad gestacional y sexo se calcularon unos límites externos tanto en el extremo inferior como en el superior según la siguiente fórmula basada en las denominadas bisagras de Tukey.[59]

- Límite externo inferior = *Bisagra más baja* – *2 x PASO.*

- Límite externo superior = *Bisagra más alta* + *2 x PASO.*

  Donde:

- *La bisagra más baja* se corresponde bastante exactamente con el segundo cuartil (percentil 25).

- *La bisagra más alta* se corresponde con bastante exactitud con el tercer cuartil (percentil 75).

- PASO = 1,5 x RIC = 1,5 x (Bisagra más alta – Bisagra más baja)

- Siendo RIC la amplitud o rango intercuartil.

Mediante selección de los casos se excluyeron los valores considerados aberrantes tras aplicar los cálculos explicados anteriormente.

4.8.1.2 Cálculo de los percentiles y elaboración de las curvas de normalidad

En una serie de datos estadísticos, denominamos percentil a la magnitud que divide la serie en cien intervalos iguales.

El percentil muestral de orden *100p por ciento* es aquel valor de dato que tiene la propiedad de que al menos el 100p por ciento de los valores de datos son menores o iguales que él y que al menos el 100(1-p) por ciento de los valores de datos son mayores o iguales que él. Si existen dos valores de datos que cumplen las condiciones anteriores, el percentil muestral de orden 100p por ciento se define como la media aritmética de ambos valores de datos.

La mediana se corresponde con el percentil muestral de orden 50%.

En nuestro caso, para la elaboración de las tablas de percentiles se calcularon percentiles exactos incluyendo aquellos más extremos (percentil 3, 5, 95 y 97) con el fin de posibilitar el análisis posterior de los resultados perinatales en esos percentiles concretos.

Una vez obtenidos los percentiles, fueron tabulados y graficados por sexo y edad gestacional.

Para suavizar las curvas obtenidas se empleó el método de los cuadrados mínimos y se exploraron modelos polinómicos de 2º a 4º grado; en base a la suma de residuos cuadráticos se halló el polinomio de 3º grado como el más apropiado ($y = a + bx + cx^2 + cx^3$).

4.8.2 Metodología para el análisis de la relación entre el peso al nacer y distintas variables maternas

4.8.2.1 Análisis de la relación existente entre el peso al nacer con el peso, talla e índice de masa corporal maternos al inicio de la gestación y con la edad materna en el momento del parto.

Para el análisis de la relación entre el peso al nacer y la edad materna en el momento del parto se realizaron dos estudios. En el primero se analizó si existía correlación entre la edad materna y el peso al nacer mediante el coeficiente de correlación de Pearson considerando significativo un valor de $p < 0,05$. En el segundo, la muestra se estratificó por grupos etáreos, comparando a continuación los pesos medios en cada grupo de edad mediante la prueba T de Student considerando asimismo un nivel de significación estadística de $p < 0,05$.

Para el análisis de la relación entre el peso al nacer y los parámetros somatométricos maternos al inicio de la gestación (peso, talla e índice de masa corporal) se realizó un estudio detallado por edad gestacional.

Así, para cada edad gestacional se estudió la distribución muestral de peso y talla maternos, eliminando los valores considerados como muy alejados de la tendencia central (*outliers*) siguiendo la metodología expuesta anteriormente.

Cuando la distribución de las variables maternas estudiadas fue normal, el análisis de la relación existente entre el peso al nacer y las variables maternas estudiadas se realizó mediante la aplicación del coeficiente de correlación de Pearson.

Cuando debido al tamaño muestral, para una determinada edad gestacional la distribución del peso, talla o índice de masa corporal maternos no pudo ser considerada normal, se utilizó el coeficiente de correlación Rho de Spearman.

En ambos casos, el nivel de significación estadística se fijó en un 95 % (p<0,05).

En el caso concreto del análisis de la relación entre el IMC materno al inicio de la gestación y el peso al nacer, además de analizar la correlación entre ambas variables, las gestantes se clasificaron en grupos siguiendo la clasificación de IMC propuesta por la OMS. A continuación se analizó si existían diferencias en el peso al nacer entre los distintos grupos de IMC al compararlos con el grupo de peso normal, utilizando para ello la prueba T de comparación de medias de dos muestras independientes.

4.8.2.2 Análisis de la relación entre la paridad y el peso al nacer

Para el análisis de la relación existente entre la paridad y el peso al nacer se utilizó la prueba U de Mann-Whitney considerando significativo un valor de p<0,05.

4.8.3 Análisis del resultado perinatal en función del percentil de peso al nacer.

Para el estudio del resultado perinatal según el peso al nacer se procedió de la siguiente manera. Una vez establecidas las curvas de normalidad en nuestra muestra, se estratificaron los recién nacidos según el percentil de peso al nacer que ocuparan. Posteriormente se analizó la incidencia de un mal resultado perinatal (definido para este estudio como un índice de Apgar a los 5 minutos inferior a 7) por debajo del percentil 10, del percentil 5 y del percentil 3 analizando las diferencias encontradas entre los grupos. El riesgo relativo de obtener un mal resultado perinatal se calculó comparando los grupos de recién nacidos por debajo del percentil 10, 5 y 3 con el grupo de recién nacidos con pesos comprendidos entre el percentil 10 y el 90, grupo que fue considerado como peso normal al nacer.

4.8.4 Programa estadístico

Todos los cálculos fueron realizados utilizando el programa estadístico IBM SPSS 19.0.0 para Microsoft Windows.

Las curvas fueron producidas mediante el programa Microsoft® Excel 2002.

4.9 *Referencias bibliográficas*

Las referencias incluidas en el presente trabajo fueron citadas siguiendo las normas *Vancouver* para referencias bibliográficas, publicadas por el Comité Internacional de Editores de Revistas Médicas *(International Committee of Medical Journal Editors)* actualizadas en abril de 2010.[60]

5.- Resultados

Resultados

5.1 Datos generales

5.1.1 Descripción general de la muestra

El estudio se ha realizado sobre un total de 21.224 partos registrados en la base de datos del Servicio de Obstetricia y Ginecología del Hospital Universitario Puerto Real. Los datos estudiados se refieren al periodo de tiempo comprendido desde abril de 1993 hasta diciembre de 2005. El periodo de tiempo comprendido entre enero de 2000 y noviembre de 2000 no está registrado en la base de datos.

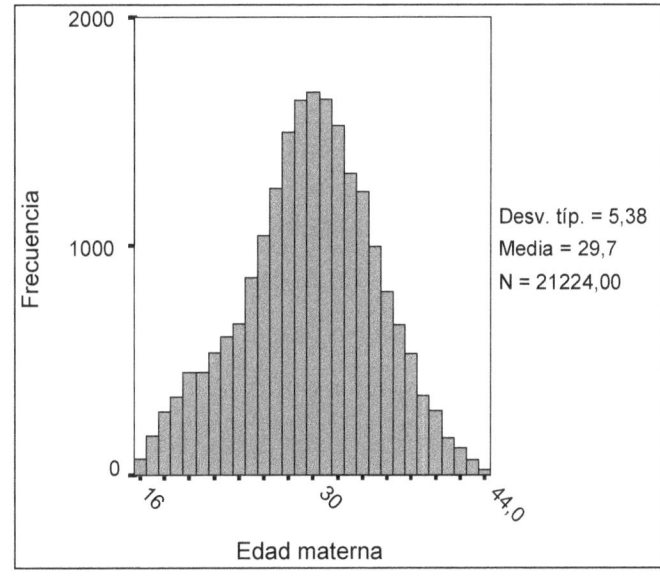

Figura 5-1.- Edad media de las gestantes incluidas en el estudio

La edad media de las gestantes incluidas en el estudio fue de 29,7 años con un intervalo de confianza para el 95 % de 29,65 a 29,80 años (Desviación típica 5,38).

Cuando se estudió la evolución de la edad materna a lo largo del periodo se observó un incremento de la misma que como se puede comprobar en la Tabla 5-1 establece una diferencia de 2,7 años de edad media entre el inicio del estudio en el año 1993 y el final en el año 2005.

AÑO	N	Mínimo	Máximo	Edad Media	Desv. típ.
1993	1300	14	44	28,36	5,289
1994	1930	16	44	28,73	5,349
1995	1982	15	43	28,93	5,386
1996	1914	16	44	29,34	5,208
1997	1924	16	44	29,54	5,334
1998	1905	16	44	29,67	5,195
1999	1974	16	44	29,98	5,271
2000	116	14	42	29,92	5,283
2001	1341	16	44	29,98	5,287
2002	1513	16	44	30,45	5,428
2003	1756	14	44	30,69	5,334
2004	1551	16	44	30,56	5,395
2005	2018	15	44	30,54	5,462

Tabla 5-1 Evolución de la edad media materna por años

La comparación de la edad media entre el año 1993 y el año 2005 mediante la prueba T para dos muestras independientes resultó altamente significativa ($p < 0,001$), observándose un discreto pero progresivo aumento en la edad medida de nuestras gestantes siendo la edad media materna en el parto de 28,36 años en 1993 y pasando a ser de 30,54 en 2005.

El peso al comienzo del embarazo (Figura 5-2) constaba en 15.391 registros de la base de datos. La media de peso inicial fue de 63,1 Kg (intervalo de confianza para la media al 95%: 62,87 – 63,24; Desviación típica: 11,89 Kg).

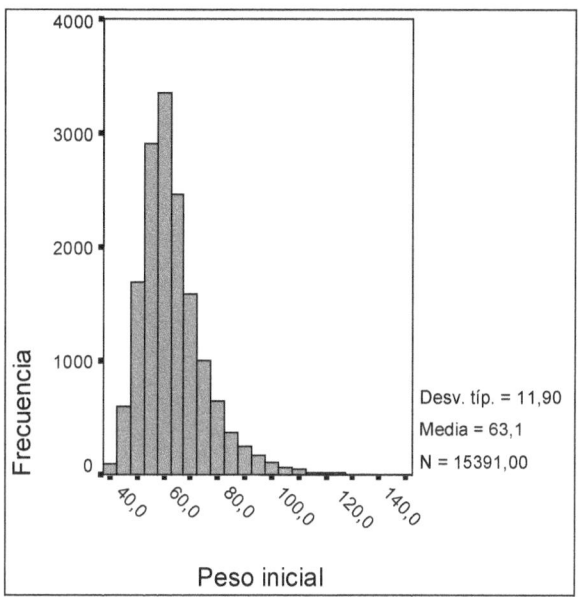

**Figura 5-2 Peso materno en Kg al inicio del embarazo:
distribución muestral**

La Figura 5-3 muestra un histograma con la distribución muestral de la talla materna.

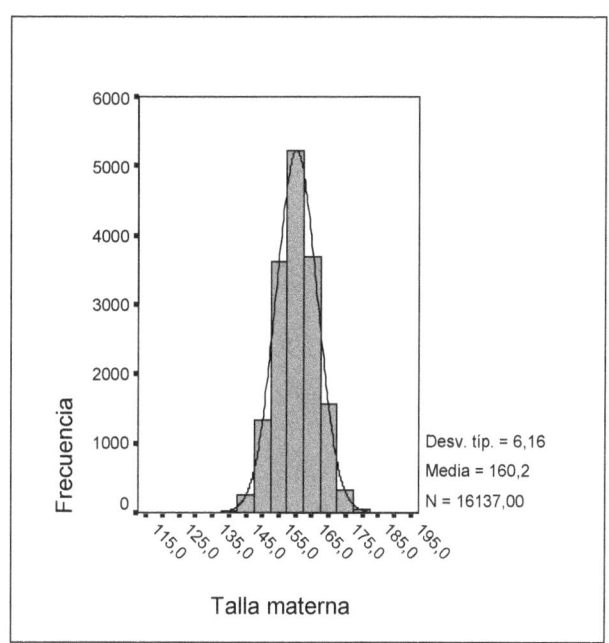

**Figura 5-3 Talla materna en cm:
distribución de frecuencias.**

La talla media fue de 160,2 cm (Intervalo de confianza para la media al 95%: 160,15 – 160,34; desviación típica: 6,15 cm).

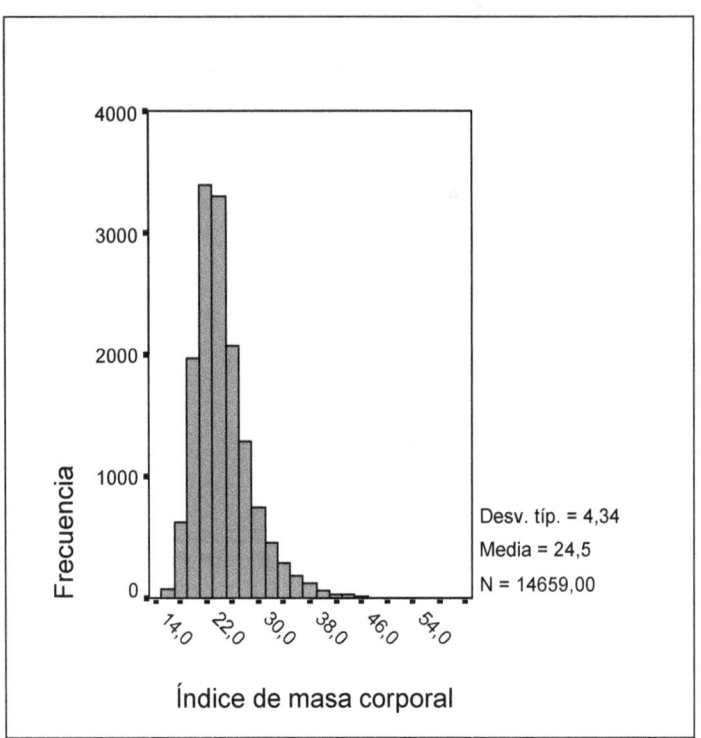

Figura 5-4 Índice de masa corporal (Kg/m²):
distribución de frecuencias.

En la Figura 5-4 puede observarse la distribución de frecuencias del índice de masa corporal materno al comienzo del embarazo. En una muestra de 14.659 embarazadas, el índice de masa corporal medio fue de 24,5 (Intervalo de confianza para la media al 95 %: 24,43 – 24,57; desviación típica: 4,33).

La Tabla 5-2 clasifica la muestra en bajo peso, peso normal, obesidad grado 1, obesidad grado 2 y obesidad grado 3, según la clasificación propuesta por la Organización Mundial de la Salud ([61]).

	N	Porcentaje
BAJO PESO (IMC< 18,5)	431	2,9
PESO NORMAL (IMC 18,5 – 24,9)	8799	60,1
SOBREPESO OBESIDAD GRADO 1 (IMC 25-29,9)	3892	26,6
SOBREPESO OBESIDAD GRADO 2 (IMC 30 – 39,9)	1416	9,7
SOBREPESO OBESIDAD GRADO 3 (IMC > 40)	106	,7
Total	14644	100,0

Tabla 5-2 Indice de masa corporal según clasificación de la O.M.S.[61]

Como puede apreciarse, el 60 % de la muestra se encontraba dentro del grupo peso normal (18,5 a 24,9). El 26,6 % presentó sobrepeso dentro del grupo obesidad grado 1 (25 a 29,9).

Por lo que se refiere al número de embarazos previos, se disponía de la fórmula obstétrica en 13.156 registros de la base de datos.

Embarazos	Frecuencia	Porcentaje	Porcentaje acumulado
1	5261	40,0	40,0
2	4475	34,0	74,0
3	2065	15,7	89,7
4	808	6,1	95,8
5	326	2,5	98,3
Más de 5	221	1,7	100
Total	13156	100,0	

Tabla 5-3 Número de embarazo en el que se produce el parto estudiado.

En la Tabla 5-3 se muestran la frecuencia y porcentaje del número de embarazo en el que se produce el parto estudiado. Como se puede apreciar en dicha tabla, en el 40 % de la muestra se trataba de primigestas (N = 5.261 mujeres).

Partos previos	Frecuencia	Porcentaje	Porcentaje acumulado
0	6518	49,5	49,5
1	4303	32,7	82,3
2	1552	11,8	94,0
3	490	3,7	97,8
4	182	1,4	99,2
5	71	,5	99,7
Más de 5	40	0,3	100
Total	13156	100,0	

Tabla 5-4 Número de partos anteriores a aquel en el que se produce el parto estudiado.

En la Tabla 5-4 se expone el número de partos (frecuencia y porcentaje) anteriores a aquél en el que se produce el parto estudiado.

Como se puede apreciar, la mayoría (49,5 %) eran primíparas.

En la Tabla 5-5 se analiza el número de abortos previos al embarazo en el que se produce el parto estudiado. El 13,2 % (1732 mujeres) había sufrido un aborto previo y el 2,6 % (337 mujeres) presentaban 2 abortos previos.

Nº de abortos	Frecuencia	Porcentaje	Porcentaje acumulado
0	11012	83,7	83,7
1	1732	13,2	96,9
2	337	2,6	99,4
3	59	,4	99,9
4	13	,1	100,0
5	3	,0	100,0
Total	13156	100,0	

Tabla 5-5 Número de abortos previos al embarazo en el que se produce el parto estudiado.

En la Tabla 5-6 se muestra el número de cesáreas previas al parto estudiado.

Nº de cesáreas	Frecuencia	Porcentaje	Porcentaje acumulado
0	12393	94,2	94,2
1	709	5,4	99,6
2	52	,4	100,0
3	2	,0	100,0
Total	13156	100,0	

Tabla 5-6 Número de cesáreas previas al parto estudiado.

El 94,2 % (12.393 mujeres) no habían sido sometidas a cesárea anterior. El 5,4 % presentaba una cesárea anterior (709 mujeres).

5.2 Peso al nacer por sexo y edad gestacional

De cara a elaborar posteriormente tanto las tablas como las curvas de percentiles de peso al nacer, el universo muestral fue dividido en grupos según la edad gestacional de cada recién nacido.

Dentro de cada edad gestacional, los recién nacidos fueron a su vez agrupados por sexo.

5.2.1 Peso al nacer a las 30 semanas de gestación

5.2.1.1 Varones

5.2.1.1.1 Frecuencia y distribución de la muestra

Se analizaron los datos de 10 recién nacidos varones de 30 semanas cumplidas de edad gestacional en el momento del parto. El peso medio fue de 1421,50 gramos, con un intervalo de confianza para el 95% de 1233,75 a 1609,25 y una desviación estándar de 262,45. El valor mínimo obtenido fue de 990 gramos y el máximo 1770 gramos.

Por lo que se refiere a la distribución, la razón de asimetría fue de -0,690 (error típico 0,687). El test de Shappiro-Wilk ofreció un resultado de 0,921, sin significación estadística por lo que se puede considerar que los datos de la muestra siguen una distribución normal.

La Figura 5-5 muestra la distribución de frecuencias de pesos para varones de 30 semanas.

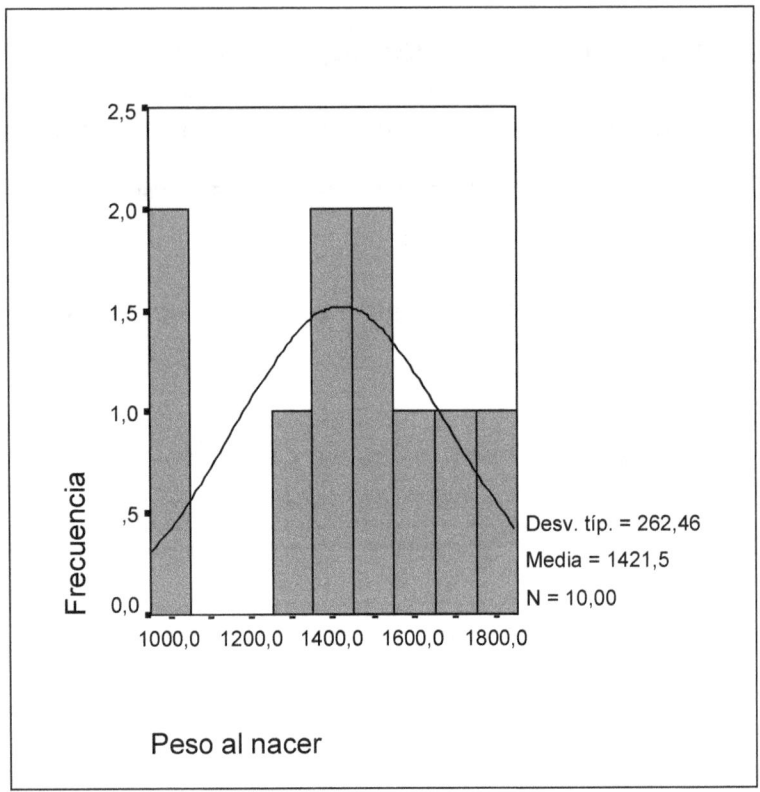

Figura 5-5 Peso al nacer en varones de 30 semanas

La Figura 5-6 muestra un gráfico Q-Q normal para el peso al nacer en varones de 30 semanas. Como se puede apreciar, los valores se concentran en torno a una recta por lo que se puede considerar que la muestra obtenida sigue una distribución normal.

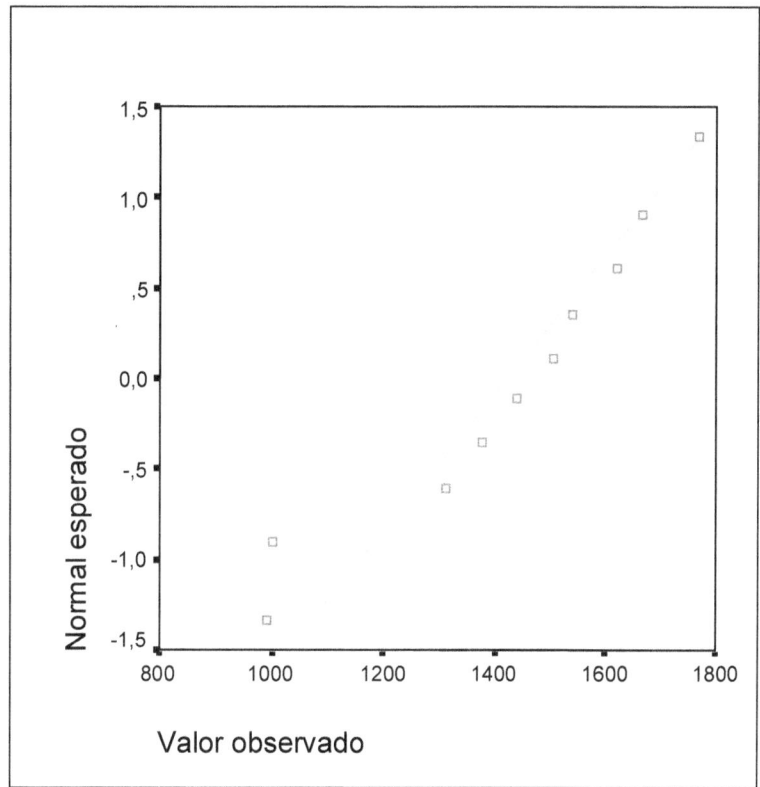

Figura 5-6 Peso al nacer en varones de 30 semanas

5.2.1.1.2   Percentiles

En la Tabla 5-7 se muestran los percentiles 3,5,10,15,25,50,75,85,90,95 y 97 para el peso al nacer en varones de 30 semanas.

Percentiles	Peso al nacer en gramos
3	990,00
5	990,00
10	991,00
15	996,50
25	1232,50
50	1472,50
75	1631,25
85	1701,75
90	1759,50
95	1770,00
97	1770,00

Tabla 5-7 Percentiles de peso al nacer en varones de 30 semanas

5.2.1.2 Mujeres

5.2.1.2.1   Frecuencia y distribución de la muestra

Se analizaron los datos de 8 recién nacidos mujeres de 30 semanas cumplidas de edad gestacional en el momento del parto. El peso medio fue de 1471,88 gramos, con un intervalo de confianza para el 95% de 1204,99 a 1738,76 y una desviación estándar de 319,22. El valor mínimo obtenido fue de 960 gramos y el máximo 1755 gramos.

Por lo que se refiere a la distribución, la razón de asimetría fue de -0,903 (error típico 0,752). El test de Shappiro-Wilk ofreció un resultado de 0,806 con un nivel de significación de 0,033 por lo que según este estadístico la distribución de la muestra no podría considerarse normal.

La Figura 5-7 muestra la distribución de frecuencias de pesos al nacer para mujeres de 30 semanas.

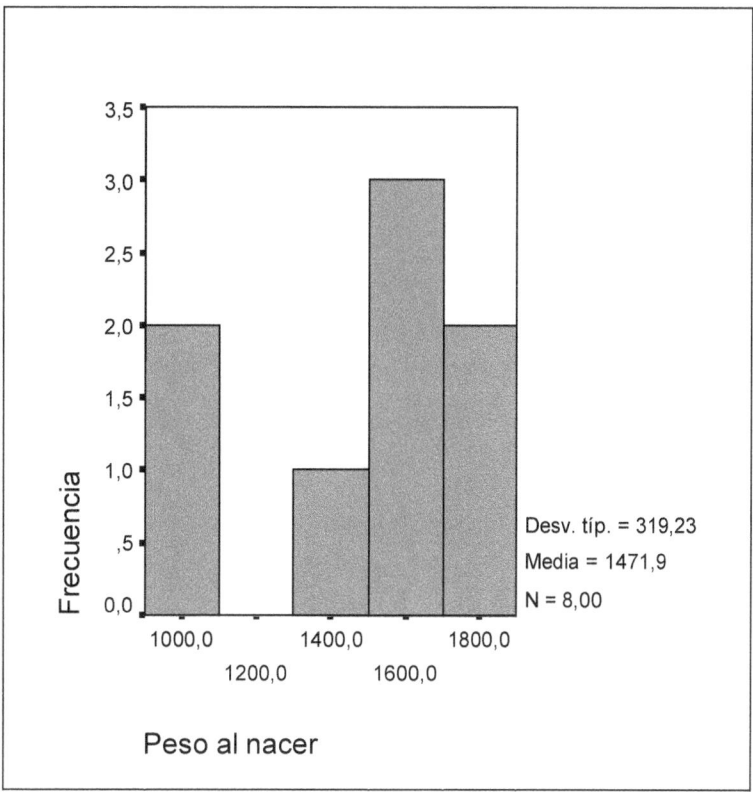

Figura 5-7.- Peso al nacer en mujeres de 30 semanas

La Figura 5-8 muestra un gráfico Q-Q normal para el peso al nacer en mujeres de 30 semanas. Como se puede apreciar, se trata de una muestra escasa y con unos valores dispersos.

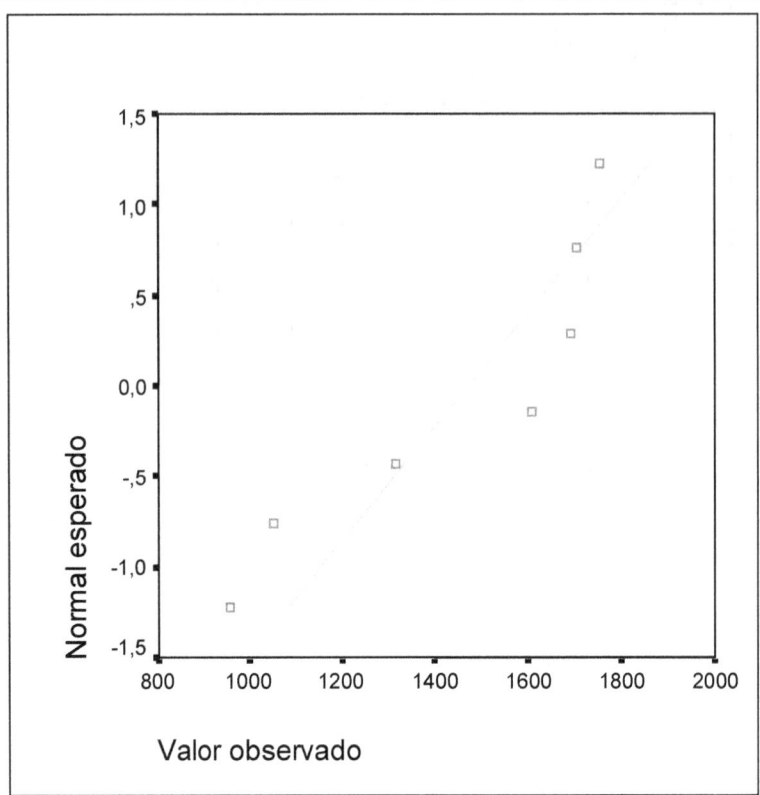

Figura 5-8 Peso al nacer en mujeres de 30 semanas

5.2.1.2.2   *Percentiles*

Dada la distribución de los datos y la escasez de la muestra no consideramos posible realizar una tabla adecuada de percentiles para recién nacidos mujeres en esta edad gestacional.

5.2.2 Peso al nacer a las 31 semanas de gestación

5.2.2.1 Varones

5.2.2.1.1 Frecuencia y distribución de la muestra

Se analizaron los datos de 22 recién nacidos varones de 31 semanas. El peso medio fue de 1558,18 gramos, con un intervalo de confianza para el 95% de 1418,42 a 1697,94 y una desviación estándar de 315,21. El valor mínimo obtenido fue de 955 gramos y el máximo 2200 gramos.

Por lo que se refiere a la distribución, la razón de asimetría fue de -0,268 (error típico 0,491). El test de Shapiro-Wilk ofreció un resultado de 0,972 no significativo por lo que la distribución fue considerada normal.

La Figura 5-9 muestra la distribución de frecuencias de pesos para varones de 31 semanas.

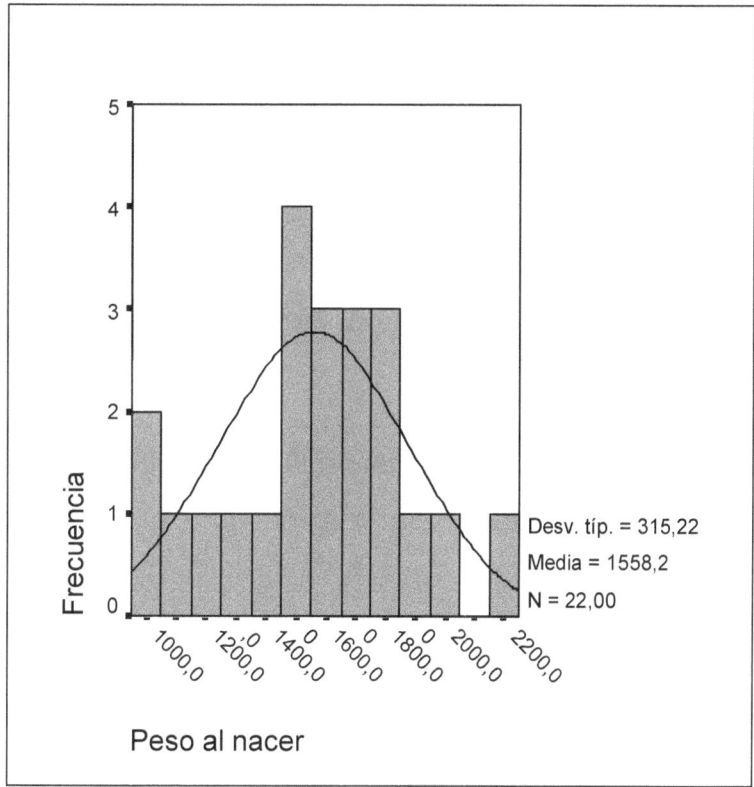

Figura 5-9 Peso al nacer en varones de 31 semanas.

La Figura 5-10 muestra un gráfico Q-Q normal para el peso al nacer en varones de 31 semanas. Como se puede apreciar, los valores se concentran en torno a una recta por lo que se puede considerar que la muestra obtenida sigue una distribución normal.

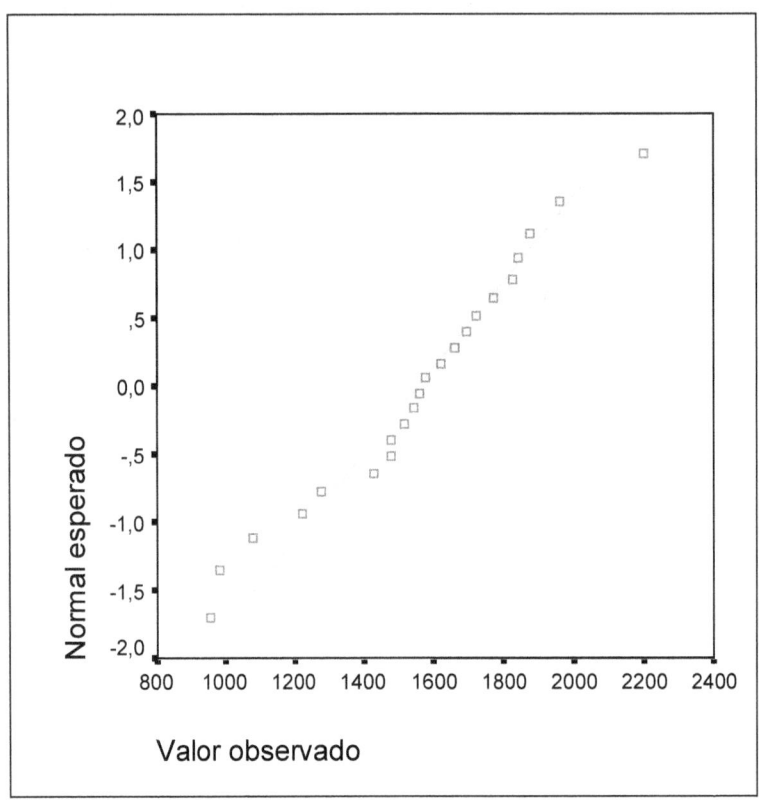

Figura 5-10 Peso al nacer en varones de 31 semanas.

5.2.2.1.2   *Percentiles*

En la Tabla 5-8 se muestran los percentiles 3,5,10,15,25,50,75,85,90,95 y 97 para el peso al nacer en varones de 31 semanas.

Percentiles	Peso al nacer en gramos
3	955,00
5	959,50
10	1012,00
15	1140,25
25	1392,50
50	1570,00
75	1785,00
85	1864,25
90	1936,00
95	2164,00
97	2200,00

**Tabla 5-8 Percentiles de peso al nacer en
varones de 31 semanas.**

5.2.2.2 Mujeres

5.2.2.2.1 Frecuencia y distribución de la muestra

Se analizaron los datos de 24 recién nacidos mujeres de 31 semanas. El peso medio fue de 1647,50 gramos, con un intervalo de confianza para el 95% de 1425,76 a 1869,24 y una desviación estándar de 525,13. El valor mínimo obtenido fue de 650 gramos y el máximo 2750 gramos.

Por lo que se refiere a la distribución, la razón de asimetría fue de 0,453 (error típico 0,472). El test de normalidad de Shapiro-Wilk ofreció un resultado de 0,959 no significativo por lo que la distribución fue considerada normal.

La Figura 5-11 muestra la distribución de frecuencias de pesos para mujeres de 31 semanas.

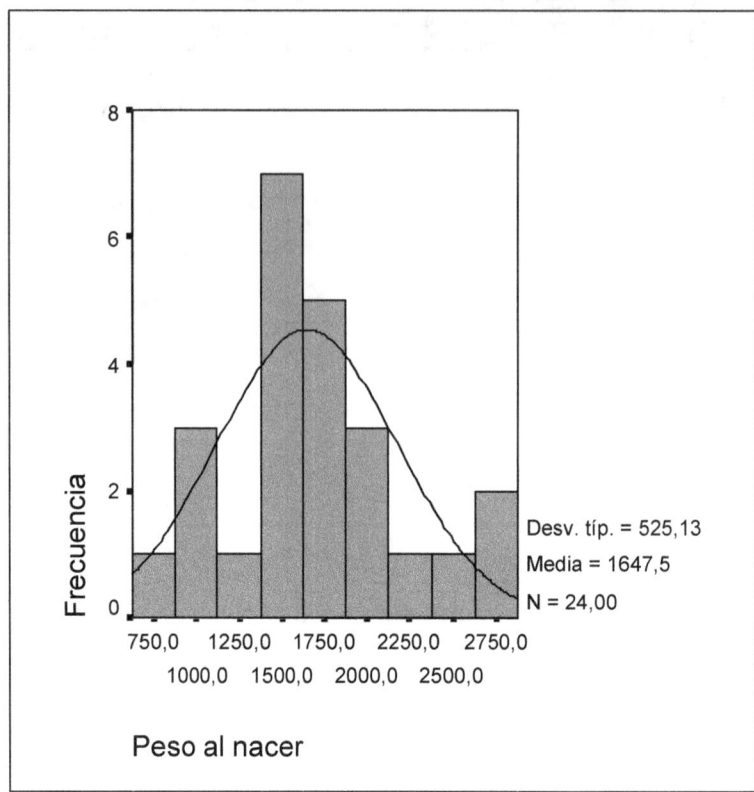

Figura 5-11 Peso al nacer en mujeres de 31 semanas.

La Figura 5-12 muestra un gráfico Q-Q normal para el peso al nacer en mujeres de 31 semanas. Como se puede apreciar, los valores se concentran en torno a una recta por lo que se puede considerar que la muestra obtenida sigue una distribución normal.

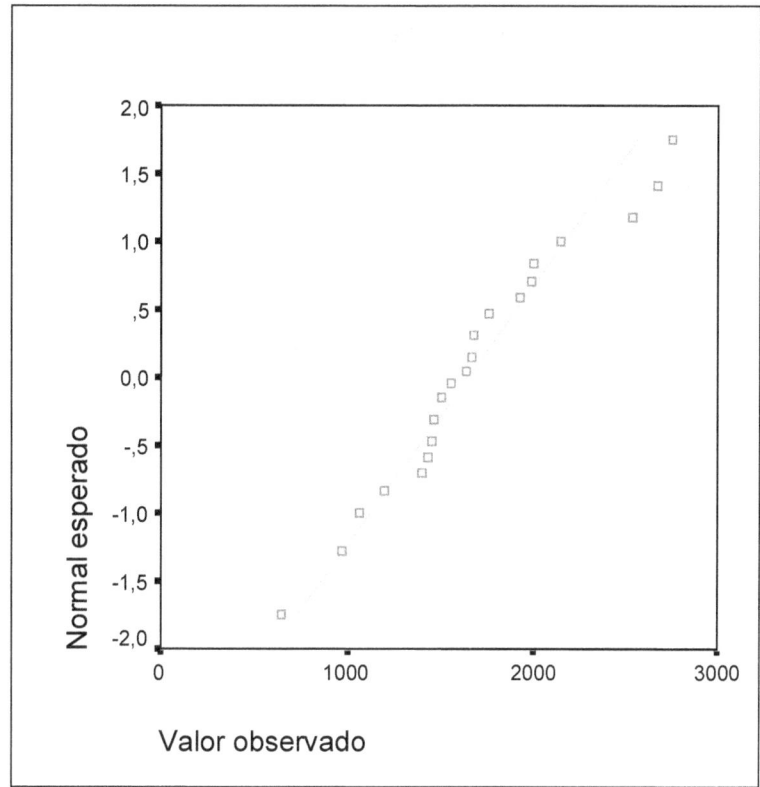

Figura 5-12 Peso al nacer en mujeres de 31 semanas.

5.2.2.2.2   *Percentiles*

En la Tabla 5-9 se muestran los percentiles 3,5,10,15,25,50,75,85,90,95 y 97 para el peso al nacer en mujeres de 31 semanas de edad gestacional.

Percentiles	Peso al nacer en gramos
3	650,00
5	730,00
10	970,00
15	1037,50
25	1407,50
50	1592,50
75	1973,75
85	2246,25
90	2602,50
95	2730,00
97	2750,00

Tabla 5-9 Percentiles de peso al nacer en mujeres de 31 semanas.

5.2.3 Peso al nacer a las 32 semanas de gestación

5.2.3.1 Varones

5.2.3.1.1 Frecuencia y distribución de la muestra

Se analizaron los datos de 227 recién nacidos varones de 32 semanas. El peso medio fue de 1882,96 gramos, con un intervalo de confianza para el 95% de 1689,47 a 2076,45 y una desviación estándar de 489,11. El valor mínimo obtenido fue de 800 gramos y el máximo 2930 gramos.

Por lo que se refiere a la distribución, la razón de asimetría fue de -0,263 (error típico 0,448). El test de Shapiro-Wilk ofreció un resultado de 0,984 no significativo por lo que la distribución fue considerada normal.

La Figura 5-13 muestra la distribución de frecuencias de pesos para varones de 32 semanas.

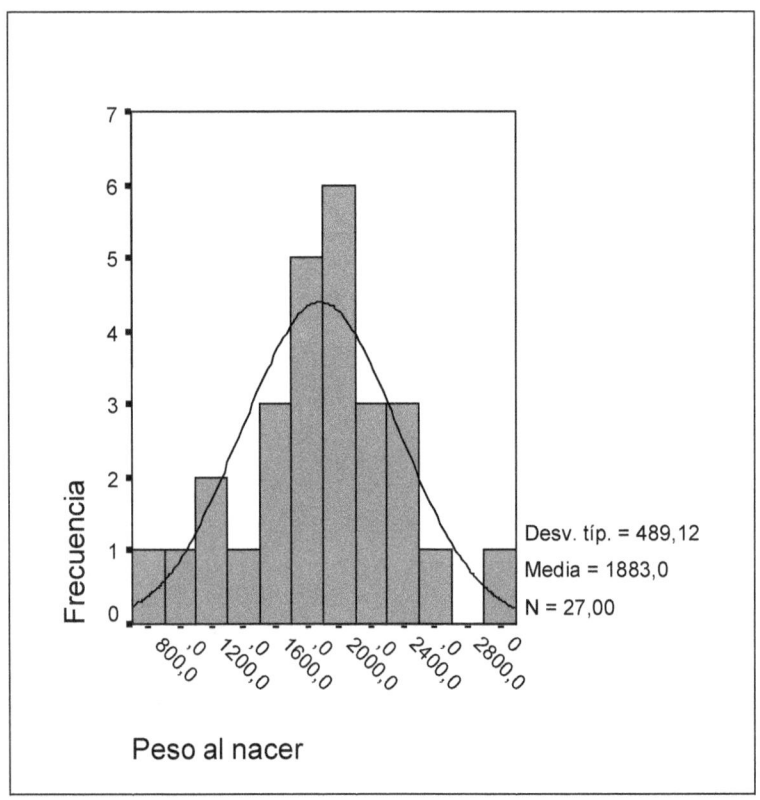

Figura 5-13 Peso al nacer en varones de 32 semanas.

La Figura 5-14 muestra un gráfico Q-Q normal para el peso al nacer en varones de 32 semanas. Como se puede apreciar, los valores se concentran en torno a una recta por lo que se puede considerar que la muestra obtenida sigue una distribución normal.

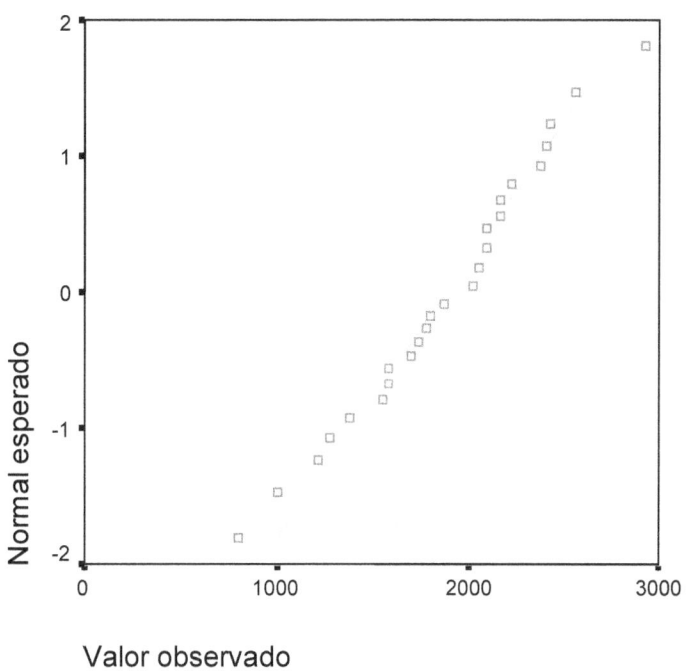

Valor observado

Figura 5-14 Peso al nacer en varones de 32 semanas.

5.2.3.1.2 Percentiles

En la Tabla 5-10 se muestran los percentiles 3, 5, 10, 15, 25, 50, 75, 85, 90, 95 y 97 para el peso al nacer en varones de 32 semanas.

Percentiles	Peso al nacer en gramos
3	800,00
5	880,00
10	1172,00
15	1290,00
25	1575,00
50	2020,00
75	2165,00
85	2394,00
90	2448,00
95	2782,00
97	2930,00

Tabla 5-10 Percentiles de peso al nacer en varones de 32 semanas.

5.2.3.2 Mujeres

5.2.3.2.1 Frecuencia y distribución de la muestra

Se analizaron los datos de 30 recién nacidos mujeres de 32 semanas. El peso medio fue de 1844 gramos, con un intervalo de confianza para el 95% de 1754,91 a 2133,31 y una desviación estándar de 487,92. El valor mínimo obtenido fue de 875 gramos y el máximo 2840 gramos.

Por lo que se refiere a la distribución, la razón de asimetría fue de 0,165 (error típico 0,441). El test de Shapiro-Wilk ofreció un resultado de 0,969 no significativo por lo que la distribución fue considerada normal.

La Figura 5-15 muestra la distribución de frecuencias de pesos para mujeres de 32 semanas. En ella se aprecia una lateralización de la curva hacia la izquierda motivada por la prolongación de la cola derecha por la presencia de un valor máximo aislado de 3500 gramos.

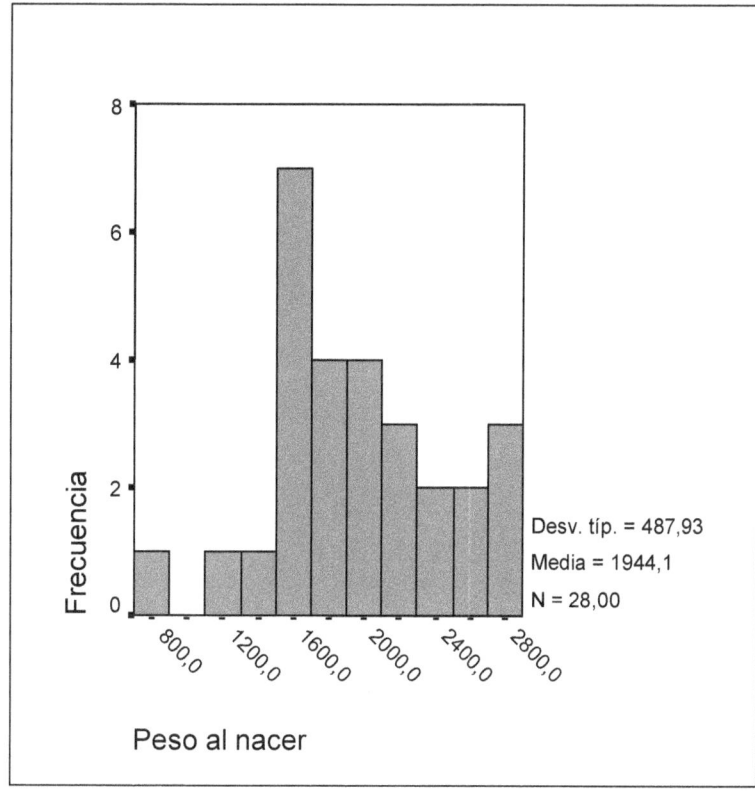

Figura 5-15 Peso al nacer en mujeres de 32 semanas.

La Figura 5-16 muestra un gráfico Q-Q normal para el peso al nacer en mujeres de 32 semanas. Como se puede apreciar, los valores se concentran en torno a una recta por lo que se puede considerar que la muestra obtenida sigue una distribución normal.

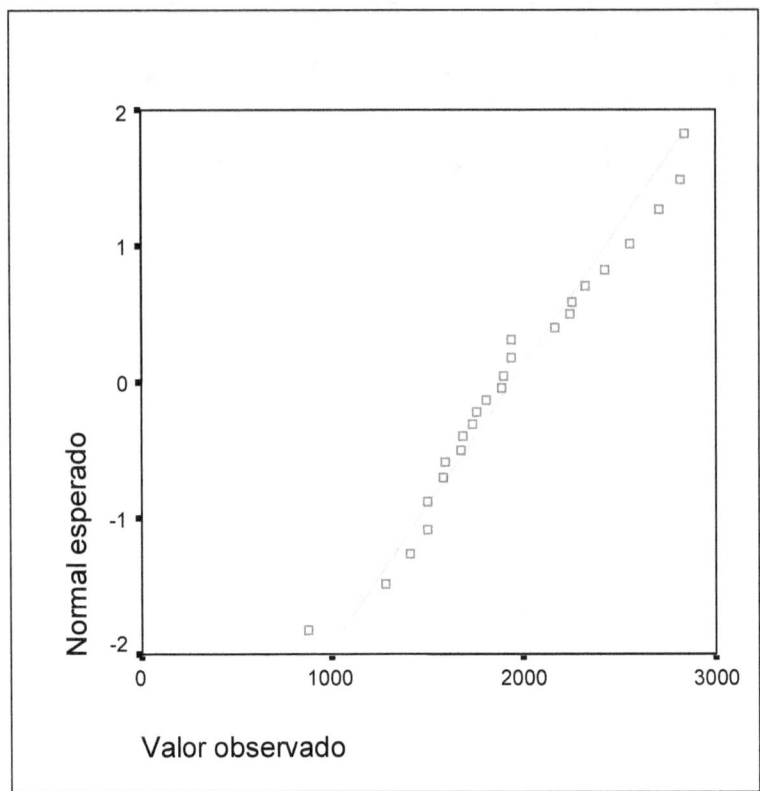

Figura 5-16 Peso al nacer en mujeres de 32 semanas.

5.2.3.2.2 *Percentiles*

En la Tabla 5-11 se muestran los percentiles 3, 5, 10, 15, 25, 50, 75, 85, 90, 95 y 97 para el peso al nacer en mujeres de 32 semanas de edad gestacional.

Percentiles	Peso al nacer en gramos
3	875,00
5	1057,25
10	1401,50
15	1503,50
25	1592,50
50	1895,00
75	2302,50
85	2560,00
90	2721,00
95	2831,00
97	2840,00

Tabla 5-11 Percentiles de peso al nacer en mujeres de 32 semanas.

5.2.4 Peso al nacer a las 33 semanas de gestación

5.2.4.1 Varones

5.2.4.1.1 *Frecuencia y distribución de la muestra*

Se analizaron los datos de 41 recién nacidos varones de 33 semanas. El peso medio fue de 2112,44 gramos, con un intervalo de confianza para el 95% de 2015,06 a 2209,81 y una desviación estándar de 308,50. El valor mínimo obtenido fue de 1380 gramos y el máximo 2560 gramos.

Por lo que se refiere a la distribución, la razón de asimetría fue de -0,587 (error típico 0,369). El test de Shapiro-Wilk ofreció un resultado de 0,950 no significativo por lo que la distribución fue considerada normal.

La Figura 5-17 muestra la distribución de frecuencias de pesos para varones de 33 semanas.

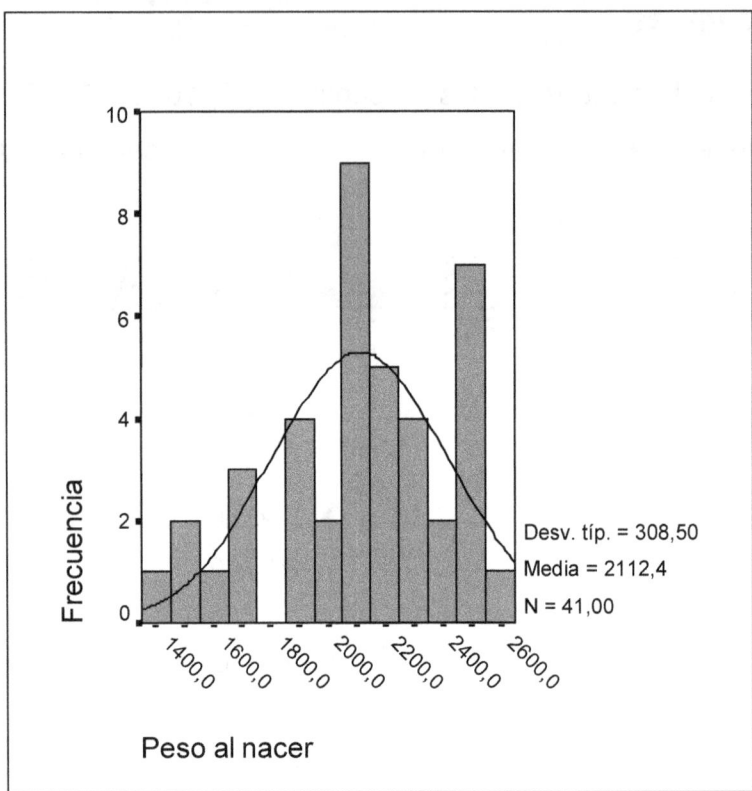

Figura 5-17 Peso al nacer en varones de 33 semanas.

La Figura 5-18 muestra un gráfico Q-Q normal para el peso al nacer en varones de 33 semanas. Como se puede apreciar, los valores se concentran en torno a una recta por lo que se puede considerar que la muestra obtenida sigue una distribución normal.

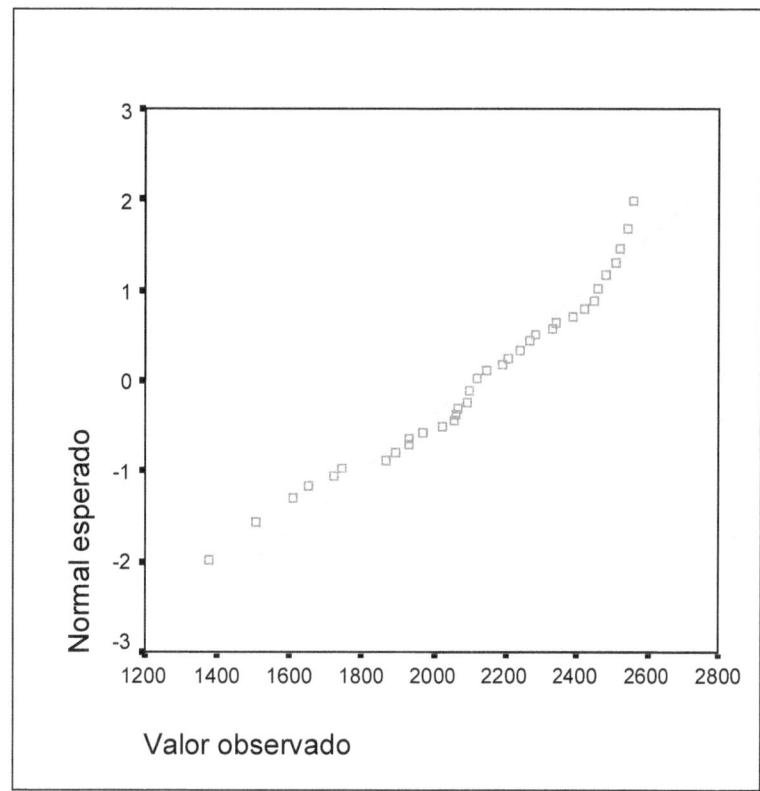

Figura 5-18 Peso al nacer en varones de 33 semanas.

5.2.4.1.2 Percentiles

En la Tabla 5-12 se muestran los percentiles 3, 5, 10, 15, 25, 50, 75, 85, 90, 95 y 97 para el peso al nacer en varones de 33 semanas.

Percentiles	Peso al nacer en gramos
3	1412,50
5	1505,00
10	1619,00
15	1727,50
25	1932,50
50	2120,00
75	2365,00
85	2460,00
90	2504,00
95	2538,00
97	2554,80

Tabla 5-12 Percentiles de peso al nacer en varones de 33 semanas.

5.2.4.2 Mujeres

5.2.4.2.1   Frecuencia y distribución de la muestra

Se analizaron los datos de 50 recién nacidos mujeres de 33 semanas. El peso medio fue de 1943,52 gramos, con un intervalo de confianza para el 95% de 1799,63 a 2087,41 y una desviación estándar de 506,31. El valor mínimo obtenido fue de 895 gramos y el máximo 3175 gramos.

Por lo que se refiere a la distribución, la razón de asimetría fue de 0,290 (error típico 0,337). El test de Kolmogorov-Smirnoff ofreció un resultado de 0,085 no significativo por lo que la distribución fue considerada normal.

La Figura 5-19 muestra la distribución de frecuencias de pesos para mujeres de 33 semanas.

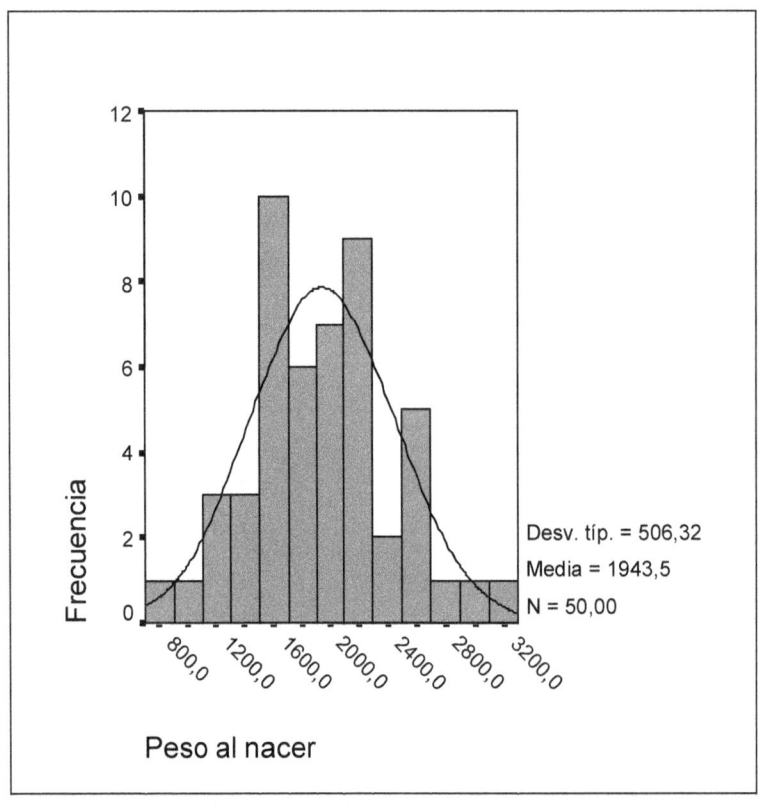

Figura 5-19 Peso al nacer en mujeres de 33 semanas.

La Figura 5-20 muestra un gráfico Q-Q normal para el peso al nacer en mujeres de 33 semanas. Como se puede apreciar, los valores se concentran en torno a una recta por lo que se puede considerar que la muestra obtenida sigue una distribución normal.

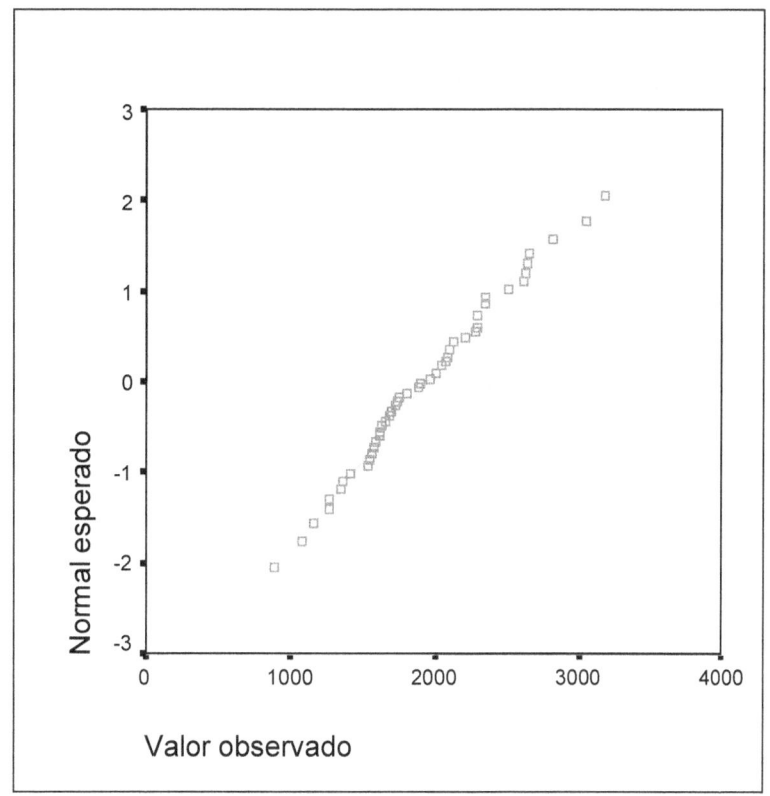

Figura 5-20 Peso al nacer en mujeres de 33 semanas.

5.2.4.2.2   *Percentiles*

En la Tabla 5-13 se muestran los percentiles 3, 5, 10, 15, 25, 50, 75, 85, 90, 95 y 97 para el peso al nacer en mujeres de 33 semanas de edad gestacional.

Percentiles	Peso al nacer en gramos
3	993,05
5	1124,00
10	1278,00
15	1394,25
25	1581,25
50	1932,50
75	2290,00
85	2540,25
90	2638,00
95	2916,25
97	3103,45

Tabla 5-13 Percentiles de peso al nacer en mujeres de 33 semanas.

5.2.5 Peso al nacer a las 34 semanas de gestación

5.2.5.1 Varones

5.2.5.1.1   Frecuencia y distribución de la muestra

Se analizaron los datos de 91 recién nacidos varones de 34 semanas. El peso medio fue de 2455,89 gramos, con un intervalo de confianza para el 95% de 2238,72 a 2455,79 y una desviación estándar de 521,15. El valor mínimo obtenido fue de 700 gramos y el máximo 3725 gramos.

Por lo que se refiere a la distribución, la razón de asimetría fue de 0,089 (error típico 0,253). El test de Kolmogorov-Smirnoff ofreció un resultado de 0,081 no significativo por lo que la distribución fue considerada normal.

La Figura 5-21 muestra la distribución de frecuencias de pesos para varones de 34 semanas.

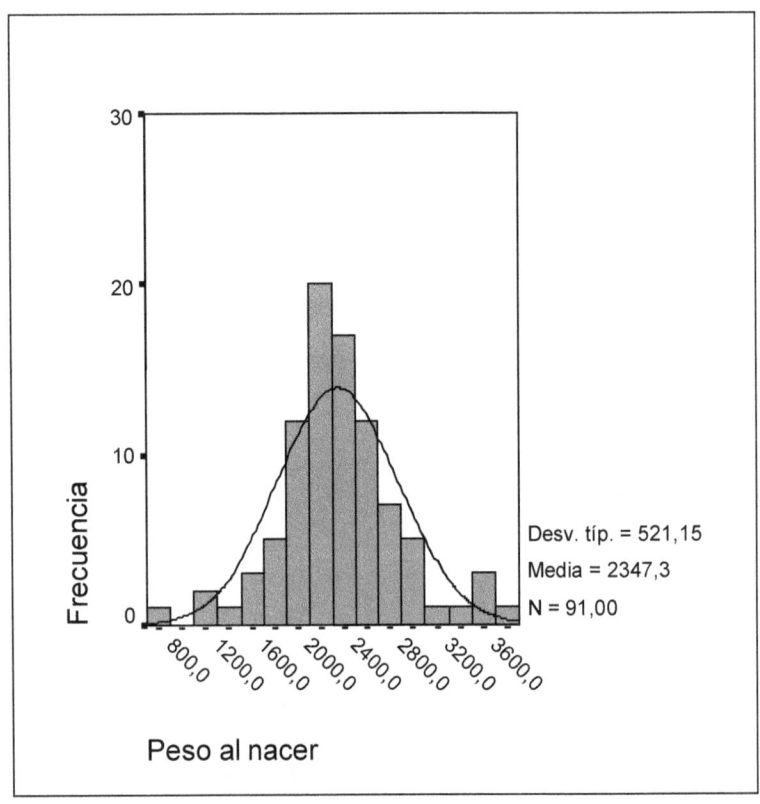

Figura 5-21 Peso al nacer en varones de 34 semanas.

La Figura 5-22 muestra un gráfico Q-Q normal para el peso al nacer en varones de 34 semanas. Como se puede apreciar, los valores se concentran en torno a una recta por lo que se puede considerar que la muestra obtenida sigue una distribución normal.

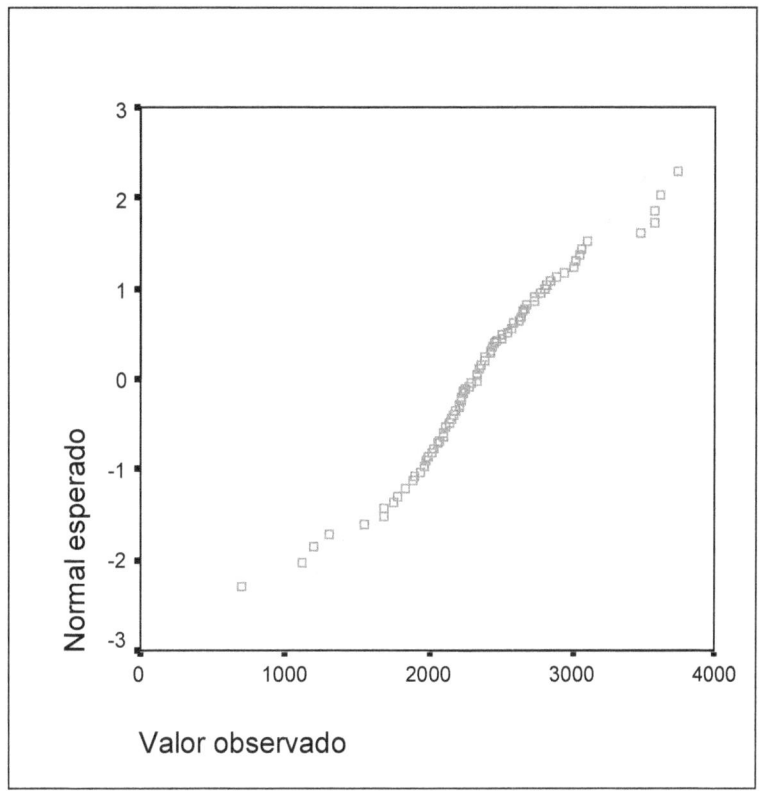

Figura 5-22 Peso al nacer en varones de 34 semanas.

5.2.5.1.2   *Percentiles*

En la Tabla 5-14 se muestran los percentiles 3, 5, 10, 15, 25, 50, 75, 85, 90, 95 y 97 para el peso al nacer en varones de 34 semanas.

Percentiles	Peso al nacer en gramos
3	1179,60
5	1450,00
10	1791,00
15	1936,00
25	2080,00
50	2325,00
75	2640,00
85	2824,00
90	3018,00
95	3516,00
97	3583,40

**Tabla 5-14 Percentiles de peso al nacer en varones
de 34 semanas.**

5.2.5.2 Mujeres

5.2.5.2.1   Frecuencia y distribución de la muestra

Se analizaron los datos de 82 recién nacidos mujeres de 34 semanas. El peso medio fue de 2142,32 gramos, con un intervalo de confianza para el 95% de 2038,66 a 2245,97 y una desviación estándar de 471,75. El valor mínimo obtenido fue de 925 gramos y el máximo 3410 gramos.

Por lo que se refiere a la distribución, la razón de asimetría fue de -0,117 (error típico 0,266). El test de Kolmogorov-Smirnoff ofreció un resultado de 0,200 no significativo por lo que la distribución fue considerada normal.

La Figura 5-23 muestra la distribución de frecuencias de pesos para mujeres de 34 semanas.

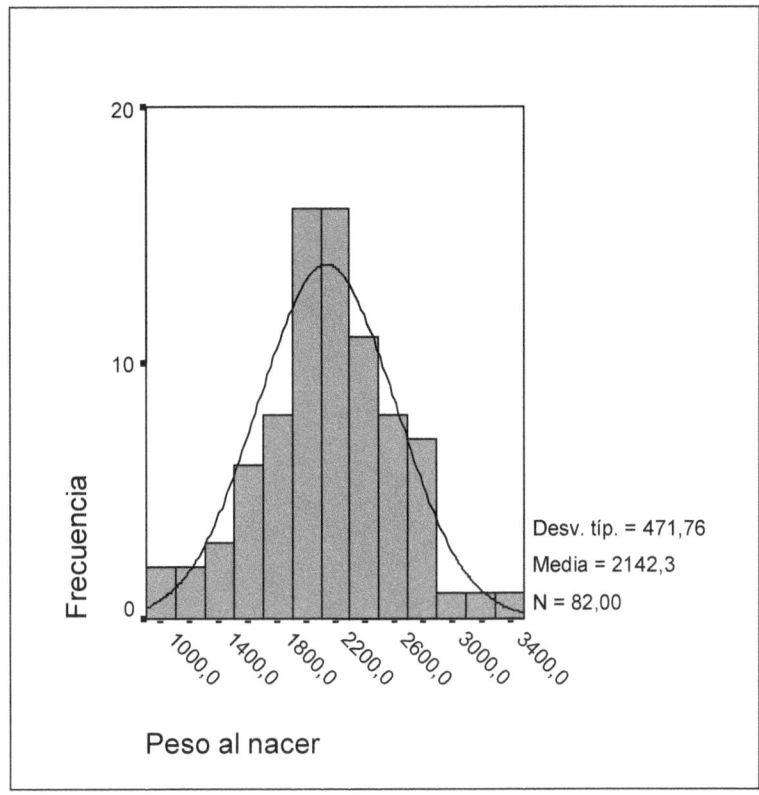

Figura 5-23 Peso al nacer en mujeres de 34 semanas.

La Figura 5-24 muestra un gráfico Q-Q normal para el peso al nacer en mujeres de 34 semanas. Como se puede apreciar, los valores se concentran en torno a una recta por lo que se puede considerar que la muestra obtenida sigue una distribución normal.

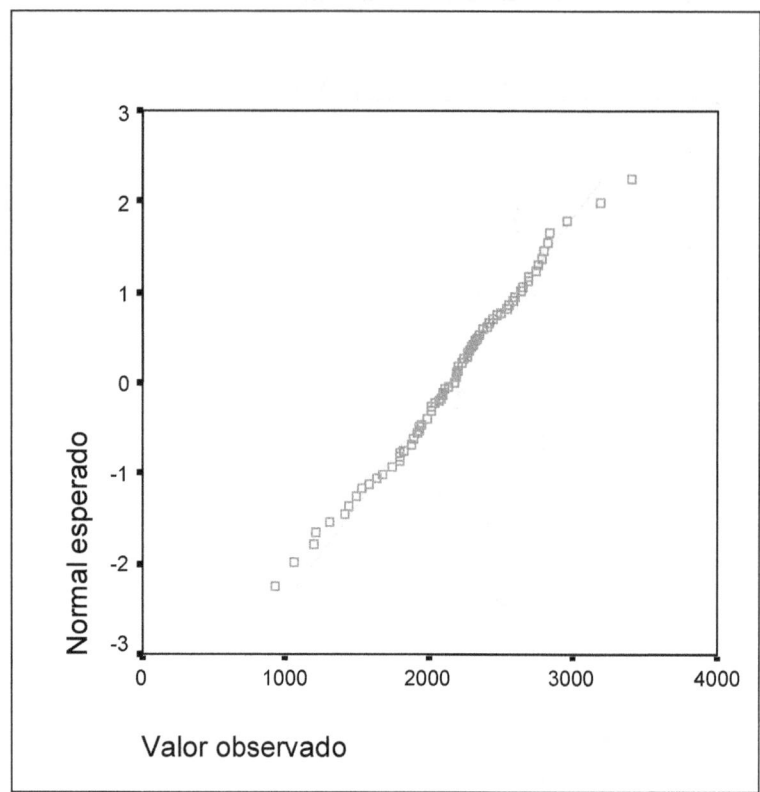

Figura 5-24 Peso al nacer en mujeres de 34 semanas.

5.2.5.2.2   Percentiles

En la Tabla 5-15 se muestran los percentiles 3, 5, 10, 15, 25, 50, 75, 85, 90, 95 y 97 para el peso al nacer en mujeres de 34 semanas de edad gestacional.

Percentiles	Peso al nacer en gramos
3	1133,70
5	1227,75
10	1500,00
15	1658,00
25	1890,00
50	2180,00
75	2427,50
85	2647,75
90	2753,50
95	2842,75
97	3077,30

**Tabla 5-15 Percentiles de peso al nacer en mujeres
de 34 semanas.**

5.2.6 Peso al nacer a las 35 semanas de gestación

5.2.6.1 Varones

5.2.6.1.1 Frecuencia y distribución de la muestra

Se analizaron los datos de 155 recién nacidos varones de 35 semanas. El peso medio fue de 2513,65 gramos, con un intervalo de confianza para el 95% de 2440,33 a 2586,96 y una desviación estándar de 462,02. El valor mínimo obtenido fue de 1395 gramos y el máximo 3750 gramos.

Por lo que se refiere a la distribución, la razón de asimetría fue de 0,202 (error típico 0,195). El test de Kolmogorov-Smirnoff ofreció un resultado de 0,200 no significativo por lo que la distribución fue considerada normal.

La Figura 5-25 muestra la distribución de frecuencias de pesos para varones de 35 semanas.

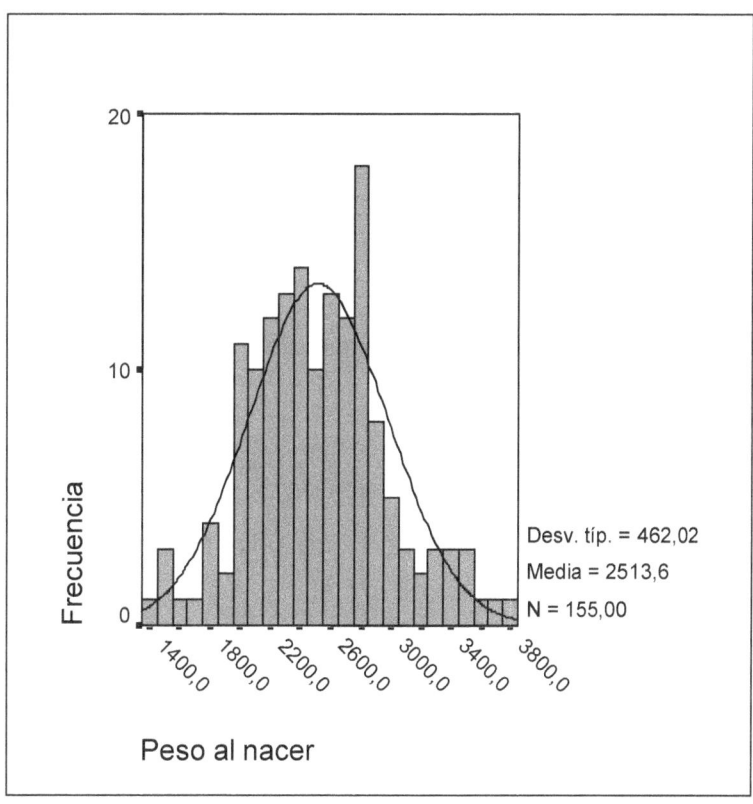

Figura 5-25 Peso al nacer en varones de 35 semanas.

La Figura 5-26 muestra un gráfico Q-Q normal para el peso al nacer en varones de 35 semanas. Como se puede apreciar, los valores se concentran en torno a una recta por lo que se puede considerar que la muestra obtenida sigue una distribución normal.

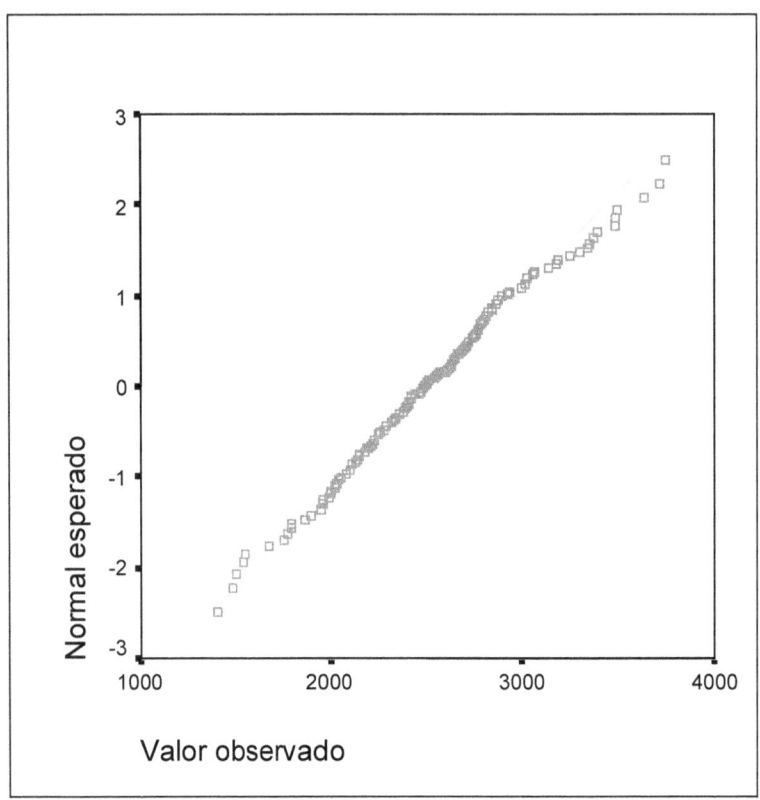

Figura 5-26 Peso al nacer en varones de 35 semanas.

5.2.6.1.2   Percentiles

En la Tabla 5-16 se muestran los percentiles 3, 5, 10, 15, 25, 50, 75, 85, 90, 95 y 97 para el peso al nacer en varones de 35 semanas.

Percentiles	Peso al nacer en gramos
3	1546,80
5	1776,00
10	1958,00
15	2044,00
25	2200,00
50	2495,00
75	2785,00
85	2936,00
90	3100,00
95	3374,00
97	3488,20

**Tabla 5-16 Percentiles de peso al nacer en varones
de 35 semanas.**

5.2.6.2 Mujeres

5.2.6.2.1 Frecuencia y distribución de la muestra

Se analizaron los datos de 132 recién nacidos mujeres de 35 semanas. El peso medio fue de 2498,16 gramos, con un intervalo de confianza para el 95% de 2420,97 a 2575,34 y una desviación estándar de 448,27. El valor mínimo obtenido fue de 1290 gramos y el máximo 3710gramos.

Por lo que se refiere a la distribución, la razón de asimetría fue de 0,273 (error típico 0,211). El test de Kolmogorov-Smirnoff ofreció un resultado de 0,061 no significativo por lo que la distribución fue considerada normal.

La Figura 5-27 muestra la distribución de frecuencias de pesos para mujeres de 35 semanas.

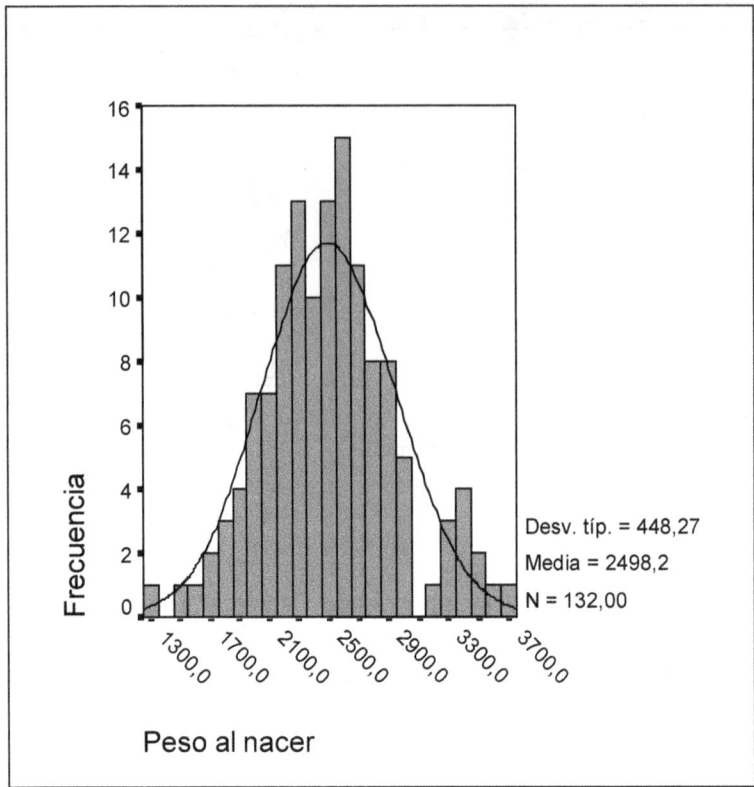

Figura 5-27 Peso al nacer en mujeres de 35 semanas.

La Figura 5-28 muestra un gráfico Q-Q normal para el peso al nacer en mujeres de 35 semanas. Como se puede apreciar, los valores se concentran en torno a una recta por lo que se puede considerar que la muestra obtenida sigue una distribución normal.

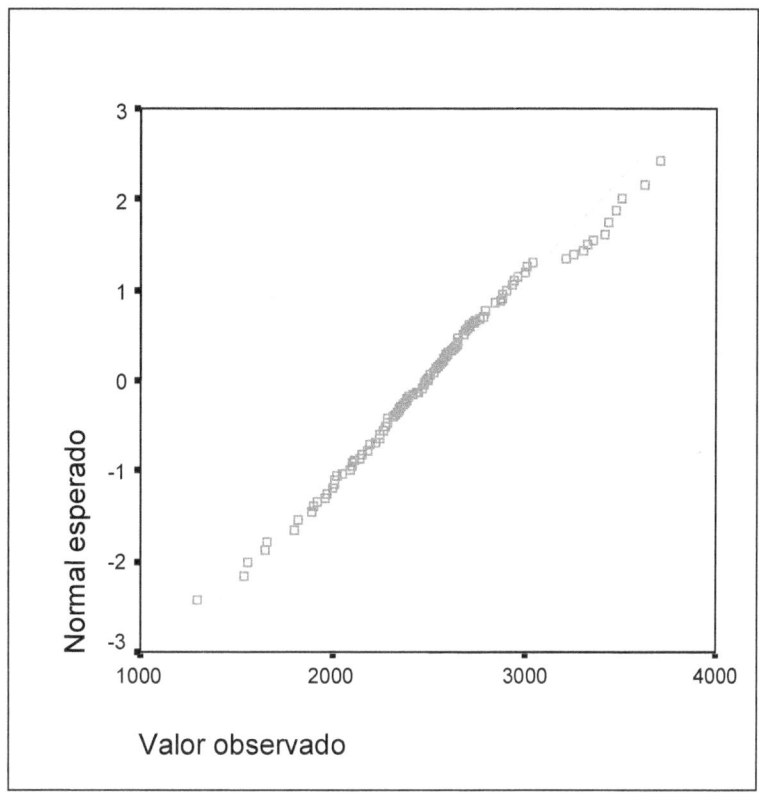

Figura 5-28 Peso al nacer en mujeres de 35 semanas.

5.2.6.2.2 *Percentiles*

En la Tabla 5-17 se muestran los percentiles 3, 5, 10, 15, 25, 50, 75, 85, 90, 95 y 97 para el peso al nacer en mujeres de 35 semanas.

Percentiles	Peso al nacer en gramos
3	1649,05
5	1800,00
10	1963,00
15	2048,50
25	2228,75
50	2487,50
75	2755,00
85	2930,00
90	3031,00
95	3417,00
97	3470,30

Tabla 5-17 Percentiles de peso al nacer en mujeres de 35 semanas.

5.2.7 Peso al nacer a las 36 semanas de gestación

5.2.7.1 Varones

5.2.7.1.1   Frecuencia y distribución de la muestra

Se analizaron los datos de 278 recién nacidos varones de 36 semanas. El peso medio fue de 2720,21 gramos, con un intervalo de confianza para el 95% de 2671,40 a 2769,82 y una desviación estándar de 416,81. El valor mínimo obtenido fue de 1560 gramos y el máximo 4390gramos.

Por lo que se refiere a la distribución, la razón de asimetría fue de -0,041 (error típico 0,146). El test de Kolmogorov-Smirnoff ofreció un resultado de 0,042 no significativo por lo que la distribución fue considerada normal.

La Figura 5-29 muestra la distribución de frecuencias de pesos para varones de 36 semanas.

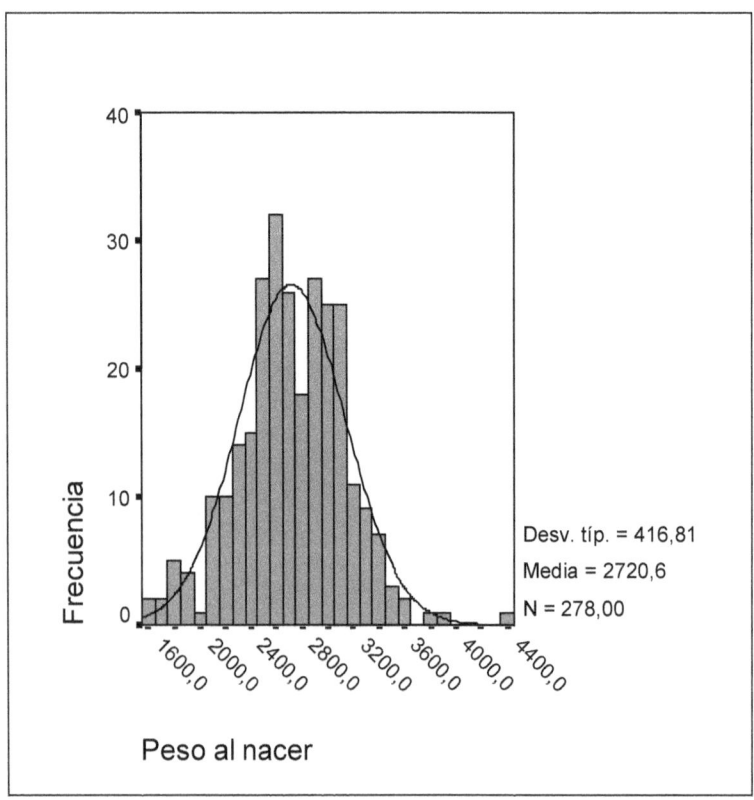

Figura 5-29 Peso al nacer en varones de 36 semanas.

La Figura 5-30 muestra un gráfico Q-Q normal para el peso al nacer en varones de 36 semanas. Como se puede apreciar, los valores se concentran en torno a una recta por lo que se puede considerar que la muestra obtenida sigue una distribución normal. Sin embargo, se aprecia que el máximo valor encontrado (4390 gramos) se aparta significativamente de la tendencia central por lo que no fue tenido en cuenta al calcular los percentiles.

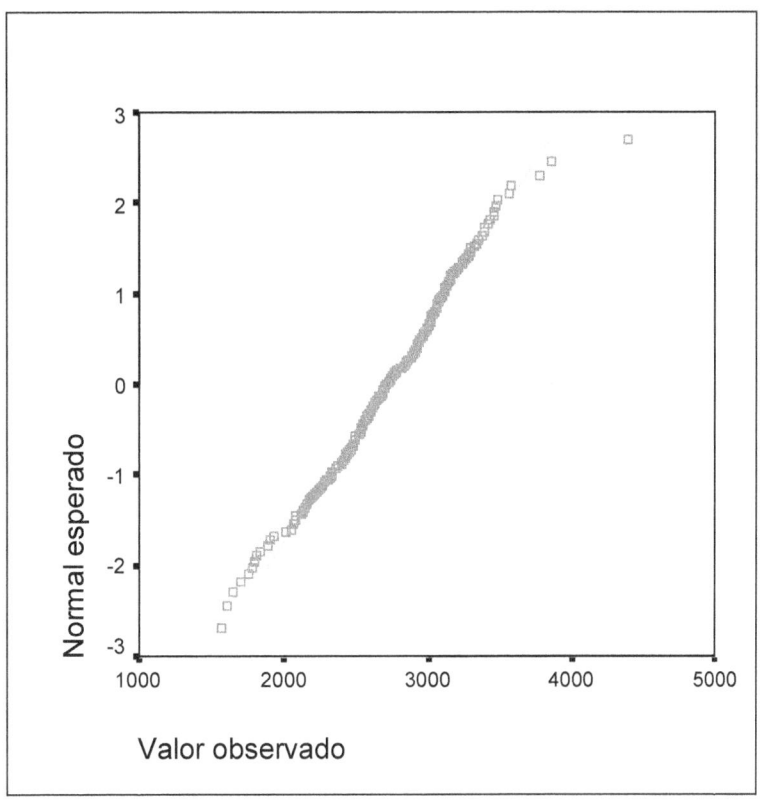

Figura 5-30 Peso al nacer en varones de 36 semanas.

5.2.7.1.2 Percentiles

En la Tabla 5-18 se muestran los percentiles 3, 5, 10, 15, 25, 50, 75, 85, 90, 95 y 97 para el peso al nacer en varones de 36 semanas.

Percentiles	Peso al nacer en gramos
3	1820,20
5	2006,50
10	2175,00
15	2312,00
25	2480,00
50	2705,00
75	3012,50
85	3111,50
90	3202,00
95	3370,00
97	3436,50

Tabla 5-18 Percentiles de peso al nacer en varones de 36 semanas.

5.2.7.2 Mujeres

5.2.7.2.1   Frecuencia y distribución de la muestra

Se analizaron los datos de 231 recién nacidos mujeres de 36 semanas. El peso medio fue de 2608,93 gramos, con un intervalo de confianza para el 95% de 2547,07 a 2670,79 y una desviación estándar de 477,17. El valor mínimo obtenido fue de 1390 gramos y el máximo 3990 gramos.

Por lo que se refiere a la distribución, la razón de asimetría fue de 0,210 (error típico 0,160). El test de Kolmogorov-Smirnoff ofreció un resultado de 0,036 no significativo por lo que la distribución fue considerada normal.

La Figura 5-31 muestra la distribución de frecuencias de pesos para mujeres de 36 semanas.

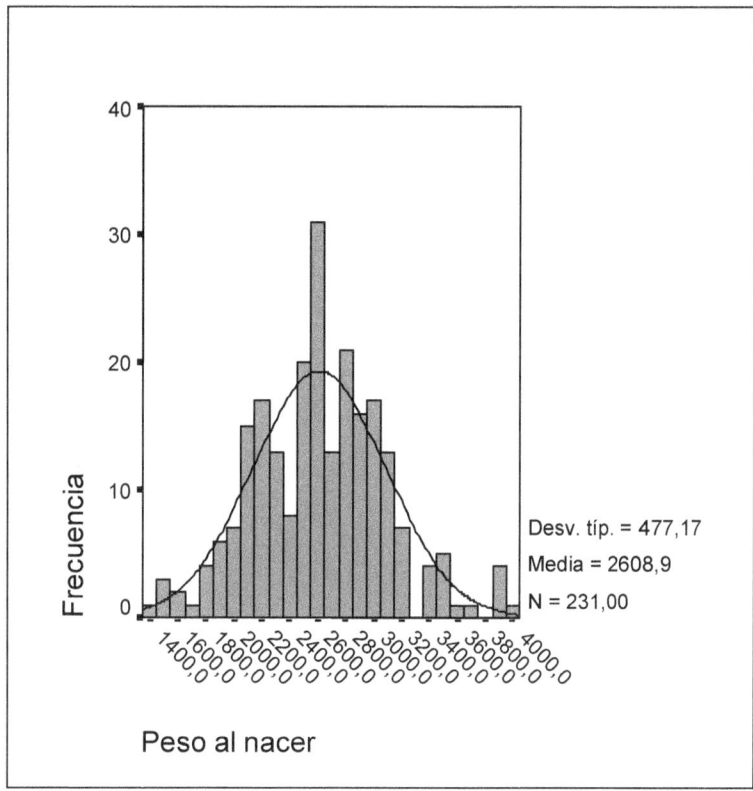

Figura 5-31 Peso al nacer en mujeres de 36 semanas.

La Figura 5-32 muestra un gráfico Q-Q normal para el peso al nacer en mujeres de 36 semanas. Como se puede apreciar, los valores se concentran en torno a una recta por lo que se puede considerar que la muestra obtenida sigue una distribución normal.

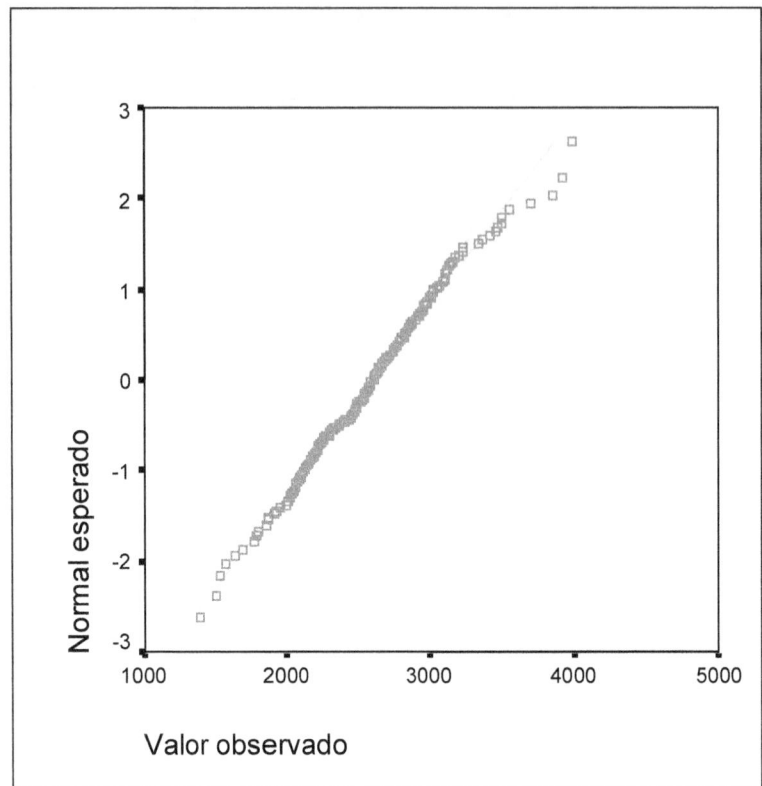

Figura 5-32 Peso al nacer en mujeres de 36 semanas.

5.2.7.2.2   *Percentiles*

En la Tabla 5-19 se muestran los percentiles 3, 5, 10, 15, 25, 50, 75, 85, 90, 95 y 97 para el peso al nacer en mujeres de 36 semanas.

Percentiles	Peso al nacer en gramos
3	1702,60
5	1840,00
10	2032,00
15	2118,00
25	2250,00
50	2590,00
75	2910,00
85	3075,00
90	3149,00
95	3474,00
97	3561,20

Tabla 5-19 Percentiles de peso al nacer en mujeres de 36 semanas.

5.2.8 Peso al nacer a las 37 semanas de gestación

5.2.8.1 Varones

5.2.8.1.1   Frecuencia y distribución de la muestra

Se analizaron los datos de 600 recién nacidos varones de 37 semanas cumplidas de edad gestacional en el momento del parto. El peso medio fue de 2995,96 gramos, con un intervalo de confianza para el 95% de 2958,73 a 3033,19 y una desviación estándar de 464,36. El valor mínimo obtenido fue de 1545 gramos y el máximo 5450 gramos.

Por lo que se refiere a la distribución, la razón de asimetría fue de 0,445 (error típico 0,100). El test de Kolmogorov-Smirnoff ofreció un resultado de 0,032 no significativo por lo que la distribución fue considerada normal.

La Figura 5-33 muestra la distribución de frecuencias de pesos para varones de 37 semanas. Se aprecia una distribución gaussiana pero puede verse que la cola derecha se alarga demasiado debido a la presencia de un valor atípico de 5450 gramos.

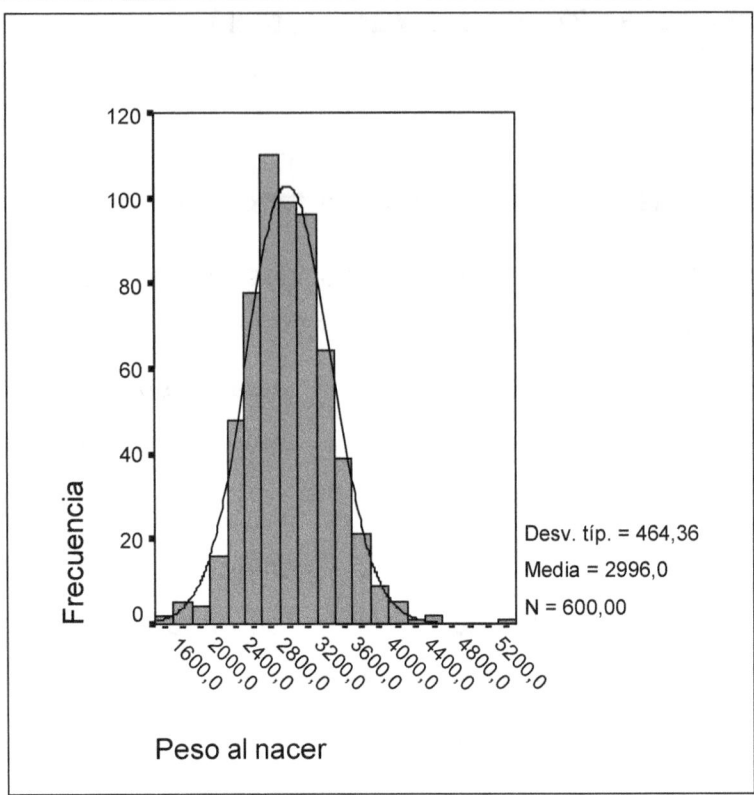

Figura 5-33 Peso al nacer en varones de 37 semanas.

La Figura 5-34 muestra un gráfico Q-Q normal para el peso al nacer en varones de 37 semanas. Como se puede apreciar, los valores se concentran en torno a una recta por lo que se puede considerar que la muestra obtenida sigue una distribución normal. Sin embargo, se aprecia que el máximo valor encontrado (5450 gramos) se aparta significativamente de la tendencia central por lo que no fue tenido en cuenta al calcular los percentiles.

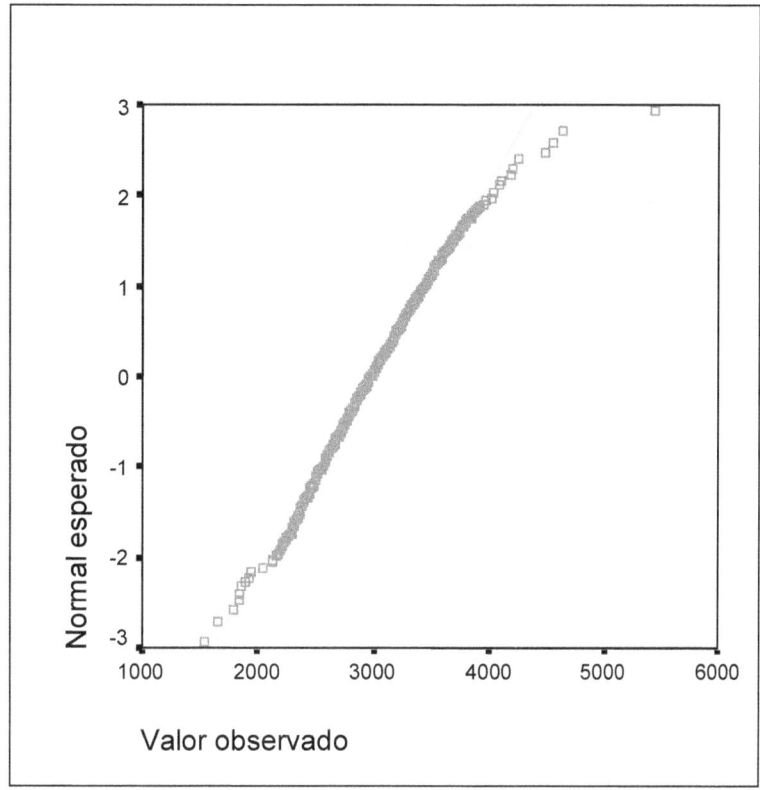

Figura 5-34 Peso al nacer en varones de 37 semanas.

5.2.8.1.2   Percentiles

En la Tabla 5-20 se muestran los percentiles 3, 5, 10, 15, 25, 50, 75, 85, 90, 95 y 97 para el peso al nacer en varones de 37 semanas.

Percentiles	Peso al nacer en gramos
3	2210,00
5	2310,00
10	2450,00
15	2540,00
25	2675,00
50	2975,00
75	3270,00
85	3450,00
90	3560,00
95	3750,00
97	3890,00

Tabla 5-20 Percentiles de peso al nacer en varones de 37 semanas.

5.2.8.2 Mujeres

5.2.8.2.1   Frecuencia y distribución de la muestra

Se analizaron los datos de 522 recién nacidos mujeres de 37 semanas. El peso medio fue de 2848,83 gramos, con un intervalo de confianza para el 95% de 2810,23 a 2887,43 y una desviación estándar de 448,90. El valor mínimo obtenido fue de 1200 gramos y el máximo 4790 gramos.

Por lo que se refiere a la distribución, la razón de asimetría fue de 0,037 (error típico 0,107). El test de Kolmogorov-Smirnoff ofreció un resultado de 0,029 no significativo por lo que la distribución fue considerada normal.

La Figura 5-35 muestra la distribución de frecuencias de pesos para mujeres de 37 semanas.

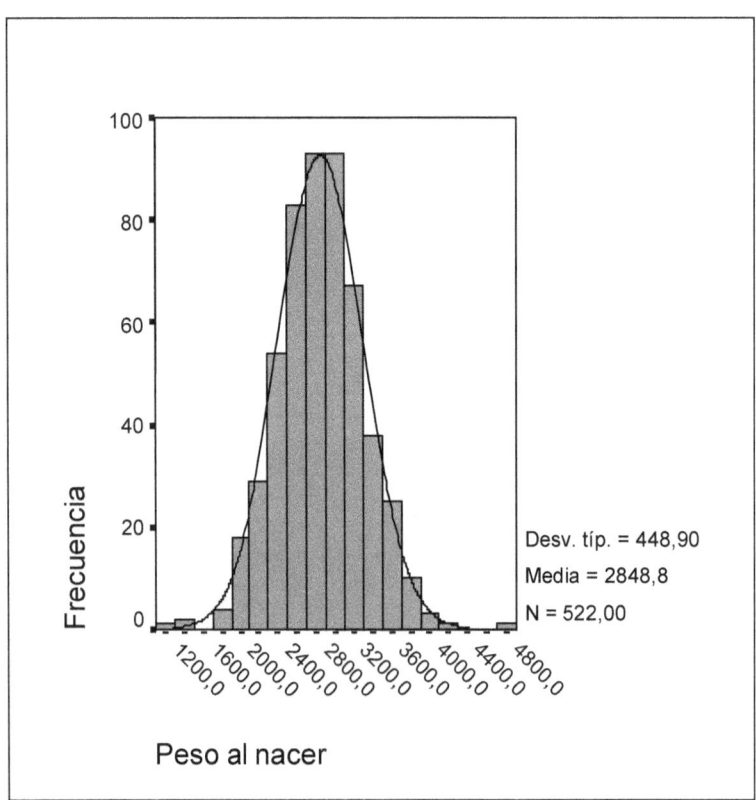

Figura 5-35 Peso al nacer en mujeres de 37 semanas.

La Figura 5-36 muestra un gráfico Q-Q normal para el peso al nacer en mujeres de 37 semanas. Como se puede apreciar, los valores se concentran en torno a una recta por lo que se puede considerar que la muestra obtenida sigue una distribución normal. Sin embargo, la gráfica pone de manifiesto que el valor máximo obtenido de 4790 gramos se aparta significativamente de la tendencia central por lo que no ha sido tenido en cuenta para establecer los percentiles.

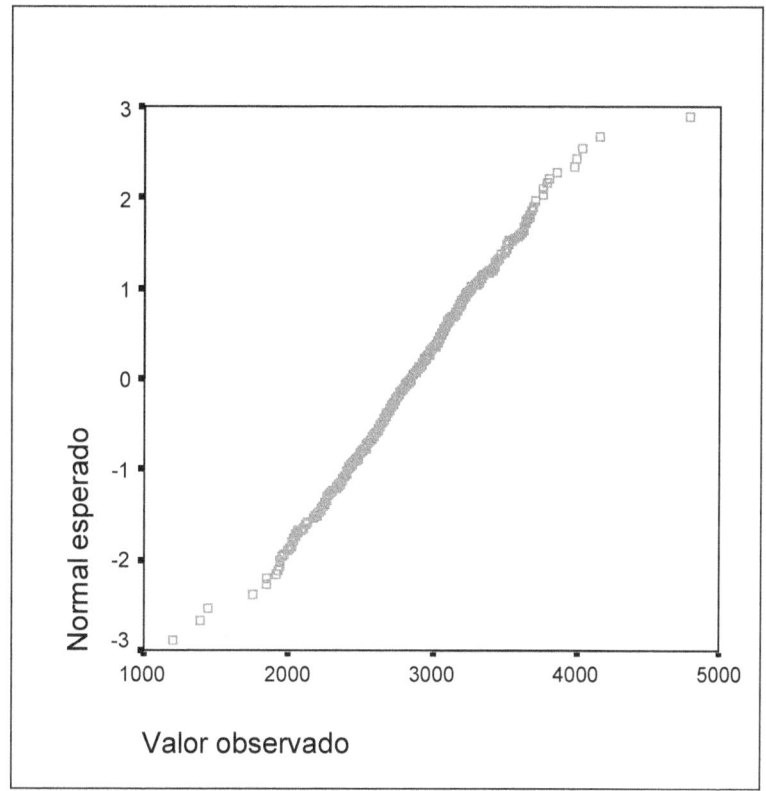

Figura 5-36 Peso al nacer en mujeres de 37 semanas.

5.2.8.2.2   *Percentiles*

En la Tabla 5-21 se muestran los percentiles 3, 5, 10, 15, 25, 50, 75, 85, 90, 95 y 97 para el peso al nacer en mujeres de 37 semanas.

Percentiles	Peso al nacer en gramos
3	2009,90
5	2102,00
10	2277,00
15	2400,00
25	2567,50
50	2850,00
75	3120,00
85	3290,00
90	3429,00
95	3624,00
97	3680,00

Tabla 5-21 Percentiles de peso al nacer en mujeres de 37 semanas.

5.2.9 Peso al nacer a las 38 semanas de gestación

5.2.9.1 Varones

5.2.9.1.1   Frecuencia y distribución de la muestra

Se analizaron los datos de 1146 recién nacidos varones de 38 semanas cumplidas de edad gestacional en el momento del parto. El peso medio fue de 3169,98 gramos, con un intervalo de confianza para el 95% de 3144,51 a 3166,28 y una desviación estándar de 439,46. El valor mínimo obtenido fue de 1620 gramos y el máximo 4860 gramos.

Por lo que se refiere a la distribución, la razón de asimetría fue de 0,131 (error típico 0,072). El test de Kolmogorov-Smirnoff ofreció un resultado de 0,022 no significativo por lo que la distribución fue considerada normal.

La Figura 5-37 muestra la distribución de frecuencias de pesos para varones de 38 semanas. Se aprecia una distribución gaussiana.

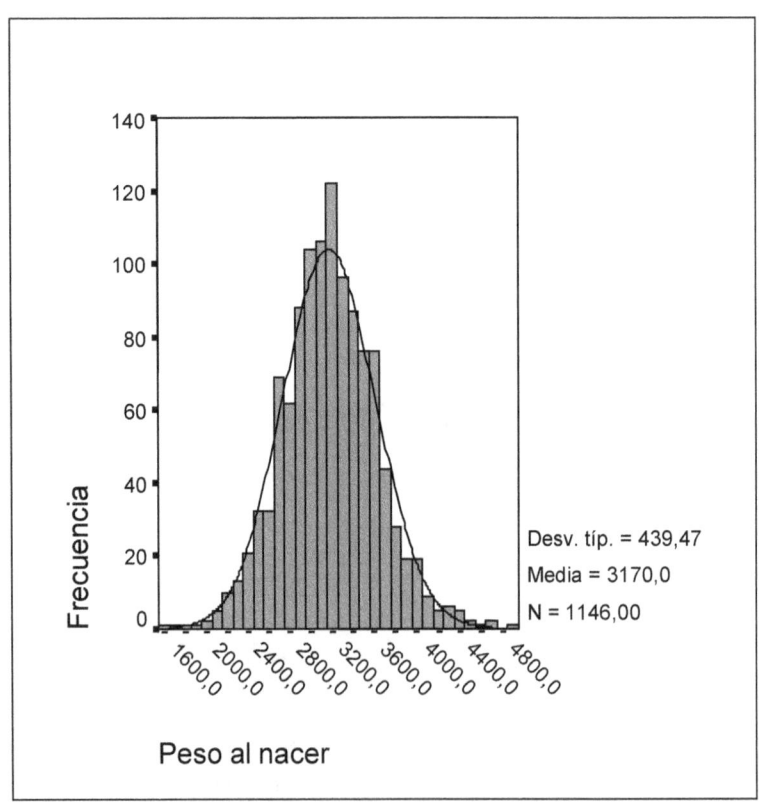

Desv. típ. = 439,47
Media = 3170,0
N = 1146,00

Figura 5-37 Peso al nacer en varones de 38 semanas.

La Figura 5-38 muestra un gráfico Q-Q normal para el peso al nacer en varones de 38 semanas. Como se puede apreciar, los valores se concentran en torno a una recta por lo que se puede considerar que la muestra obtenida sigue una distribución normal.

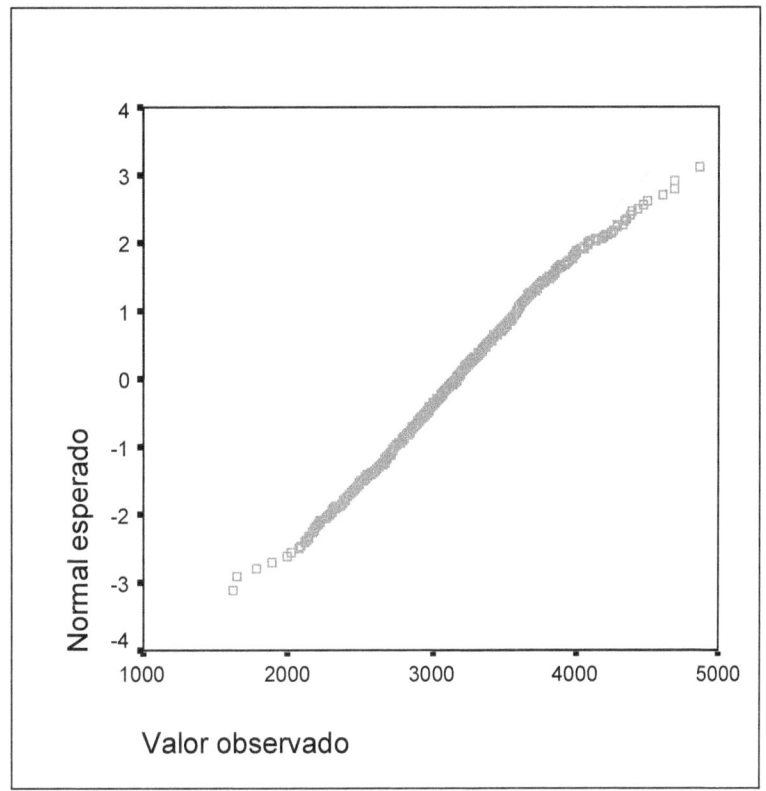

Figura 5-38 Peso al nacer en varones de 38 semanas.

5.2.9.1.2 Percentiles

En la Tabla 5-22 se muestran los percentiles 3, 5, 10, 15, 25, 50, 75, 85, 90, 95 y 97 para el peso al nacer en varones de 38 semanas.

Percentiles	Peso al nacer en gramos
3	2350,25
5	2456,75
10	2630,00
15	2725,00
25	2888,75
50	3170,00
75	3450,00
85	3600,00
90	3701,50
95	3880,00
97	4005,90

**Tabla 5-22 Percentiles de peso al nacer en varones
de 38 semanas.**

5.2.9.2 Mujeres

5.2.9.2.1   Frecuencia y distribución de la muestra

Se analizaron los datos de 1168 recién nacidos mujeres de 38 semanas cumplidas de edad gestacional en el momento del parto. El peso medio fue de 3067,73 gramos, con un intervalo de confianza para el 95% de 3042,98 a 3092,48 y una desviación estándar de 431,11. El valor mínimo obtenido fue de 1525 gramos y el máximo 5000 gramos.

Por lo que se refiere a la distribución, la razón de asimetría fue de 0,457 (error típico 0,072). El test de Kolmogorov-Smirnoff ofreció un resultado de 0,044 con un nivel de significación de 0,000 por lo que según este estadístico la distribución de la muestra no podría considerarse normal.

La Figura 5-39 muestra la distribución de frecuencias de pesos al nacer para mujeres de 38 semanas. Se aprecia una desviación de la curva hacia la izquierda y una prolongación de la cola derecha.

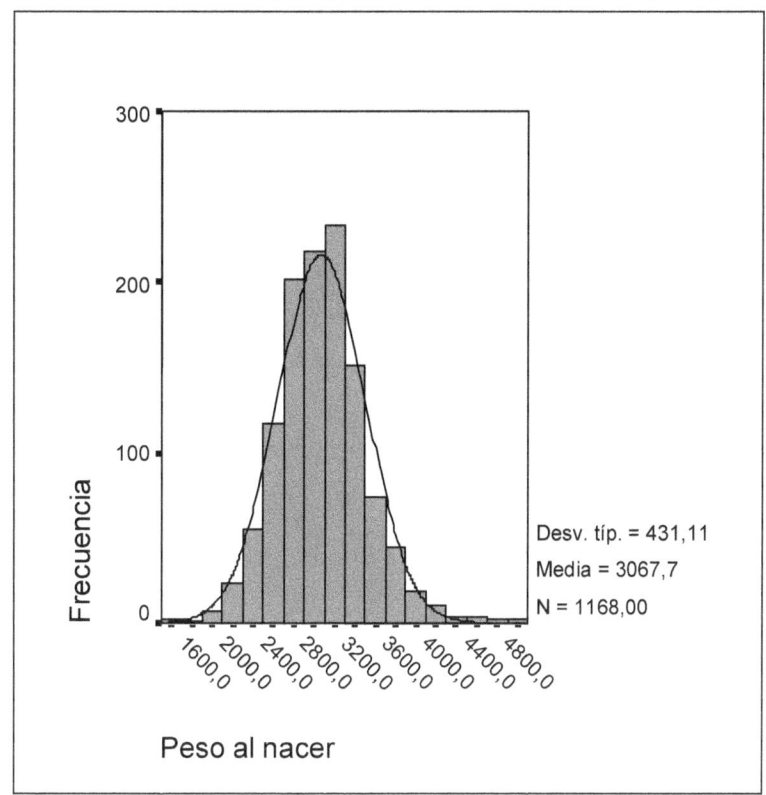

Figura 5-39 Peso al nacer en mujeres 38 semanas.

La Figura 5-40 muestra un gráfico Q-Q normal para el peso al nacer en mujeres de 38 semanas. Como se puede apreciar, los valores se concentran en torno a una recta. Sin embargo, la gráfica pone de manifiesto que el valor máximo obtenido de 4790 gramos se aparta significativamente de la tendencia central por lo que no ha sido tenido en cuenta para establecer los percentiles.

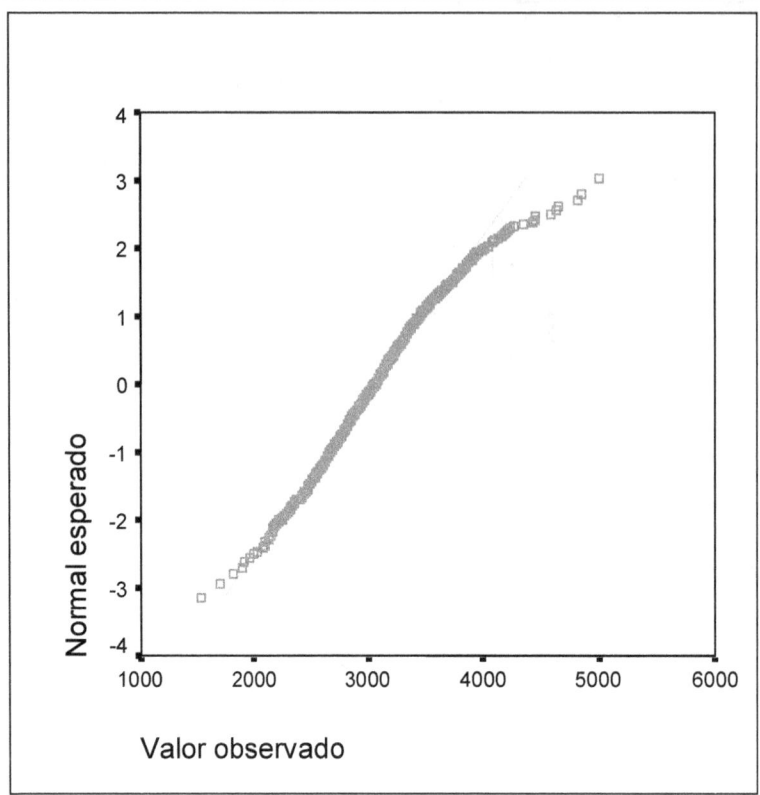

Figura 5-40 Peso al nacer en mujeres 38 semanas.

Por otra parte, la Figura 5-41 muestra un gráfico Q-Q normal sin tendencias de peso al nacer en gramos que ayuda a poner de manifiesto los valores extremos que se apartan en exceso de la tendencia central.

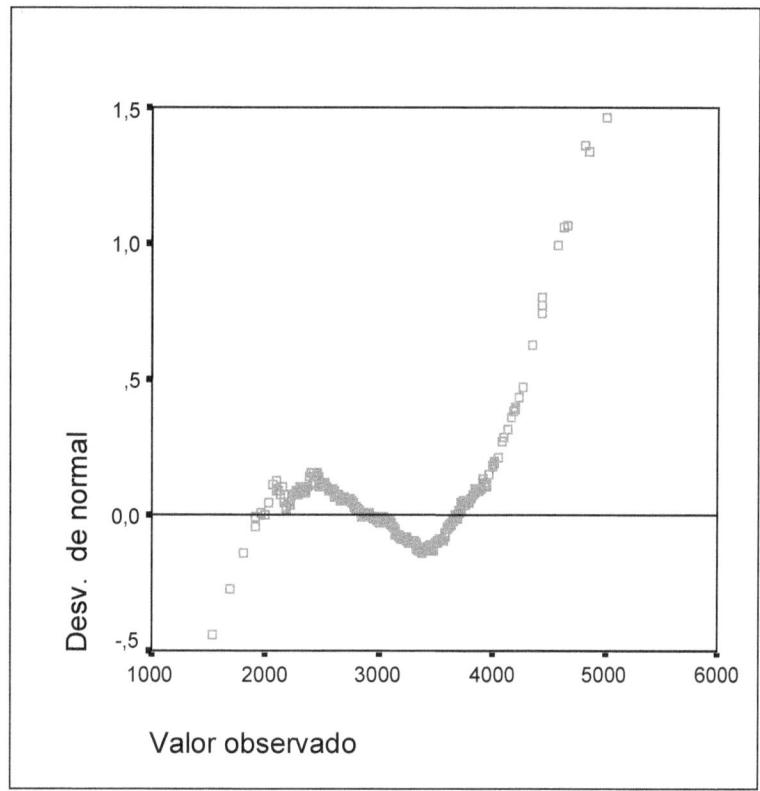

Figura 5-41 Peso al nacer en mujeres de 38 semanas.

Debido a estas observaciones, se decidió eliminar aquellos valores considerados *muy alejados* siguiendo la metodología descrita en el apartado 4.8.1.1.

Se encontraron 7 valores por debajo del límite externo inferior (1985 gramos) y 19 valores por encima del límite externo superior (4125 gramos).

El gráfico Q-Q tras eliminar estos valores muy alejados se muestra en la Figura 5-42

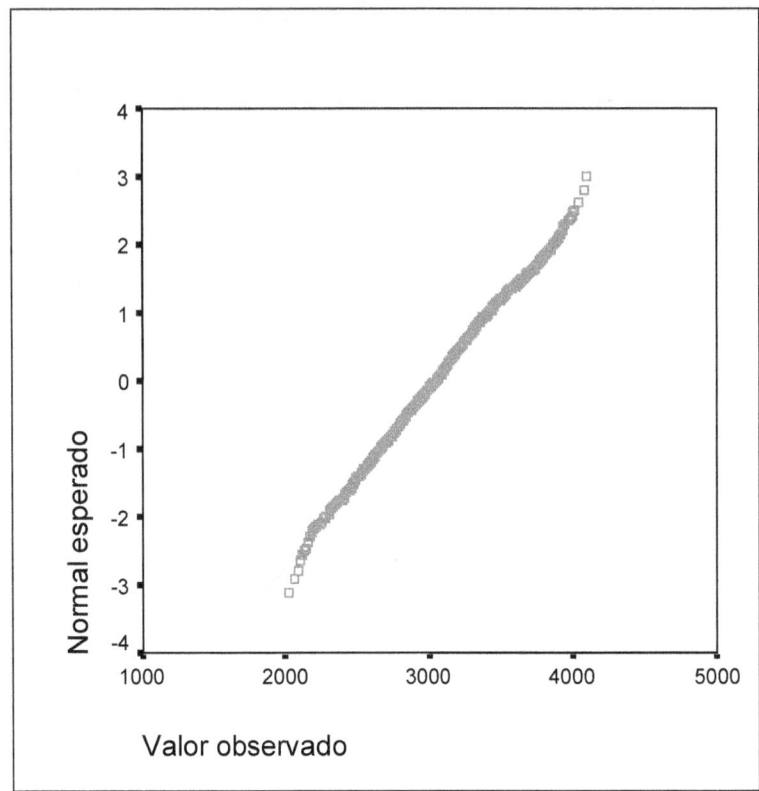

Figura 5-42 Peso al nacer en mujeres de 38 semanas sin valores extremos.

En este gráfico se aprecia la corrección de la distribución que ahora puede considerarse normal.

5.2.9.2.2 *Percentiles*

En la Tabla 5-23 se muestran los percentiles 3, 5, 10, 15, 25, 50, 75, 85, 90, 95 y 97 para el peso al nacer en mujeres de 38 semanas cumplidas en el momento del parto.

Percentiles	Peso al nacer en gramos
3	2322,90
5	2425,75
10	2565,00
15	2650,00
25	2790,00
50	3055,00
75	3300,00
85	3445,00
90	3550,00
95	3740,00
97	3827,10

Tabla 5-23 Percentiles de peso al nacer en mujeres de 38 semanas.

5.2.10　Peso al nacer a las 39 semanas de gestación

5.2.10.1　Varones

5.2.10.1.1 Frecuencia y distribución de la muestra

Se analizaron los datos de 2256 recién nacidos varones de 39 semanas cumplidas de edad gestacional en el momento del parto. El peso medio fue de 3346,53 gramos, con un intervalo de confianza para el 95% de 3328,79 a 3364,26 y una desviación estándar de 429,62. El valor mínimo obtenido fue de 1850 gramos y el máximo 5400 gramos.

Por lo que se refiere a la distribución, la razón de asimetría fue de 0,213 (error típico 0,052). El test de Kolmogorov-Smirnoff ofreció un resultado de 0,019 no significativo por lo que la distribución podría considerarse normal, pero en el límite de la significación estadística (significación 0,061).

La Figura 5-43 muestra la distribución de frecuencias de pesos para varones de 39 semanas. Se aprecia una distribución gaussiana pero lateralizada hacia la izquierda, con un alargamiento por la derecha debido a la presencia de varios valores extremos superiores.

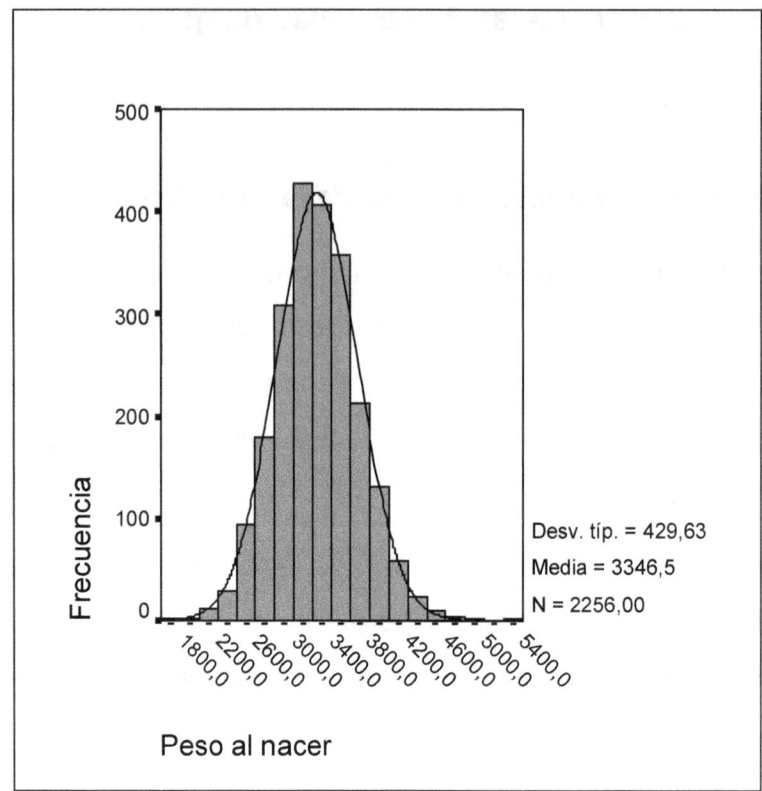

Figura 5-43 Peso al nacer en varones de 39 semanas.

Este hecho puede apreciarse muy claramente en la Figura 5-44 que muestra un gráfico Q-Q normal para la misma muestra y en el que se aprecia muy claramente que los datos tienden a agruparse en torno a una recta excepto en el extremo superior.

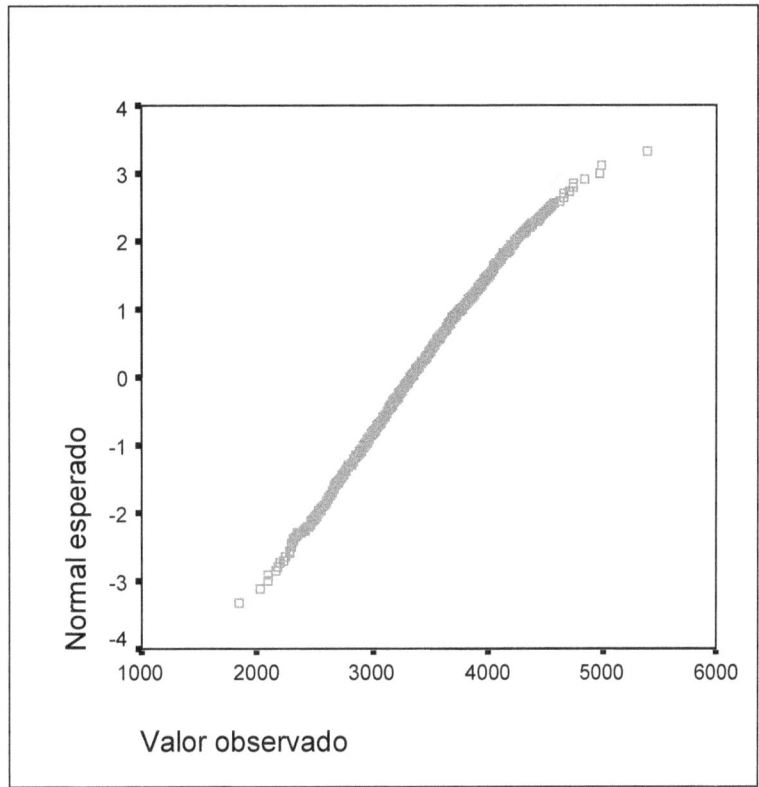

Figura 5-44 Peso al nacer en varones de 39 semanas.

Debido a estas observaciones, se decidió eliminar aquellos valores considerados *muy alejados* siguiendo la metodología descrita en el apartado Material y método (ver apartado 4.7).

Se encontraron 7 valores por debajo del límite externo inferior (2195 gramos) y 18 valores por encima del límite externo superior (4480 gramos).

El gráfico Q-Q tras eliminar estos valores muy alejados se muestra en la Figura 5-45

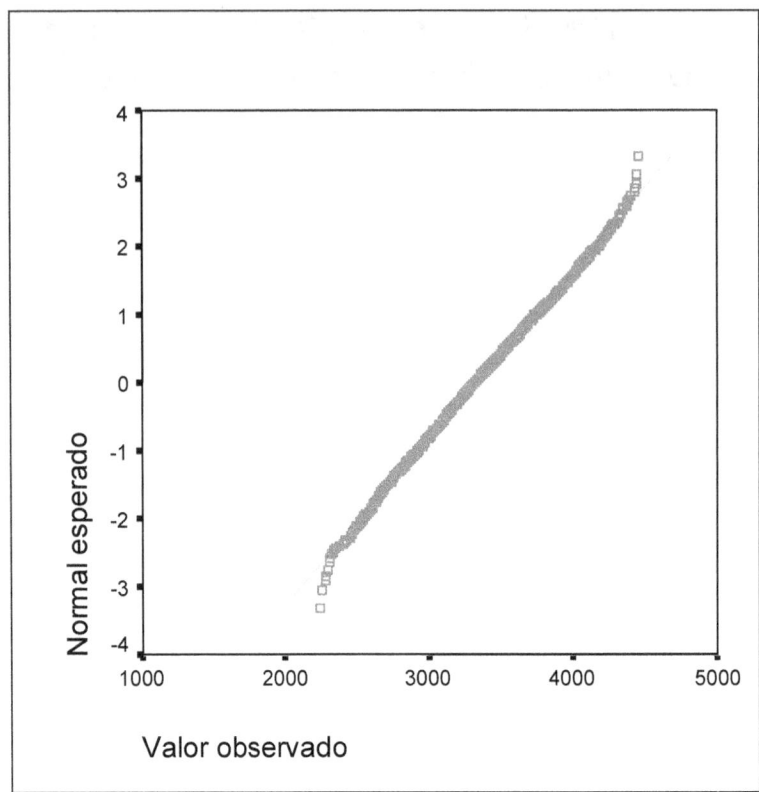

Figura 5-45 Peso al nacer en varones de 39 semanas.

En este gráfico se aprecia la corrección de la distribución que ahora puede considerarse normal.

5.2.10.1.2   Percentiles

En la Tabla 5-24 se muestran los percentiles 3, 5, 10, 15, 25, 50, 75, 85, 90, 95 y 97 para el peso al nacer en varones de 39 semanas tras eliminar los valores considerados *outliers*.

Percentiles	Peso al nacer en gramos
3	2600,00
5	2668,00
10	2820,00
15	2920,00
25	3060,00
50	3330,00
75	3620,00
85	3770,00
90	3885,00
95	4037,00
97	4120,40

Tabla 5-24 Percentiles de peso al nacer en varones de 39 semanas.

5.2.10.2   Mujeres

5.2.10.2.1   Frecuencia y distribución de la muestra

Se analizaron los datos de 2223 recién nacidos mujeres de 39 semanas cumplidas de edad gestacional en el momento del parto. El peso medio fue de 3215,89 gramos, con un intervalo de confianza para el 95% de 3199,25 a 3232,53 y una desviación estándar de 400,08. El valor mínimo obtenido fue de 1650 gramos y el máximo 5160 gramos.

Por lo que se refiere a la distribución, la razón de asimetría fue de 0,211 (error típico 0,052). El test de Kolmogorov-Smirnoff ofreció un resultado de 0,031 con un nivel de significación de 0,000 por lo que según este estadístico la distribución de la muestra no podría considerarse normal.

La Figura 5-46 muestra la distribución de frecuencias de pesos al nacer para mujeres de 39 semanas. Se aprecia una desviación de la curva hacia la izquierda y una prolongación de la cola derecha.

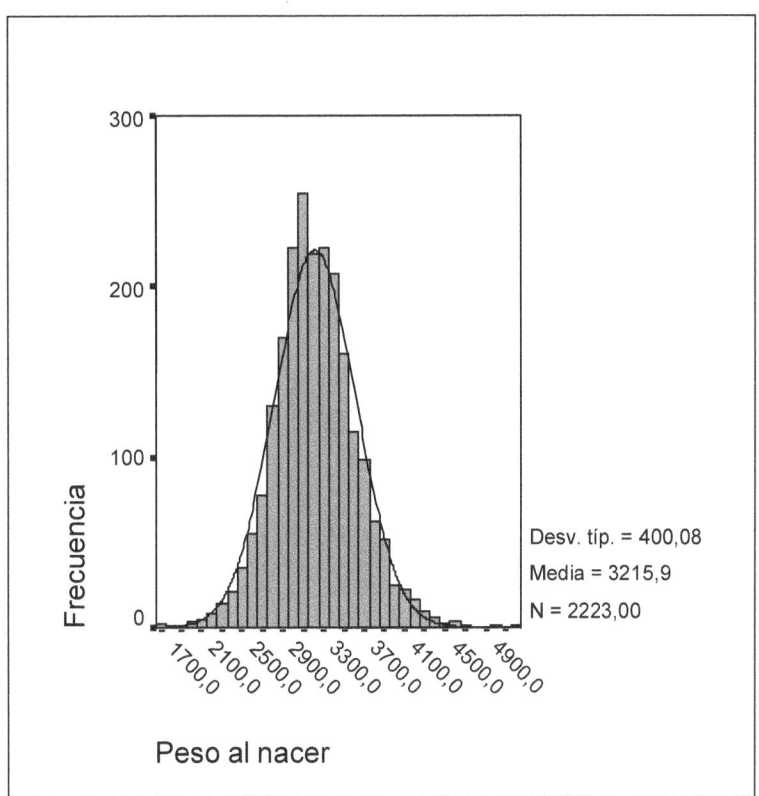

Figura 5-46 Peso al nacer en mujeres de 39 semanas.

La Figura 5-47 muestra un gráfico Q-Q normal para el peso al nacer en mujeres de 39 semanas. Se puede apreciar como los valores obtenidos se alejan de la tendencia central sobre todo en el extremo superior.

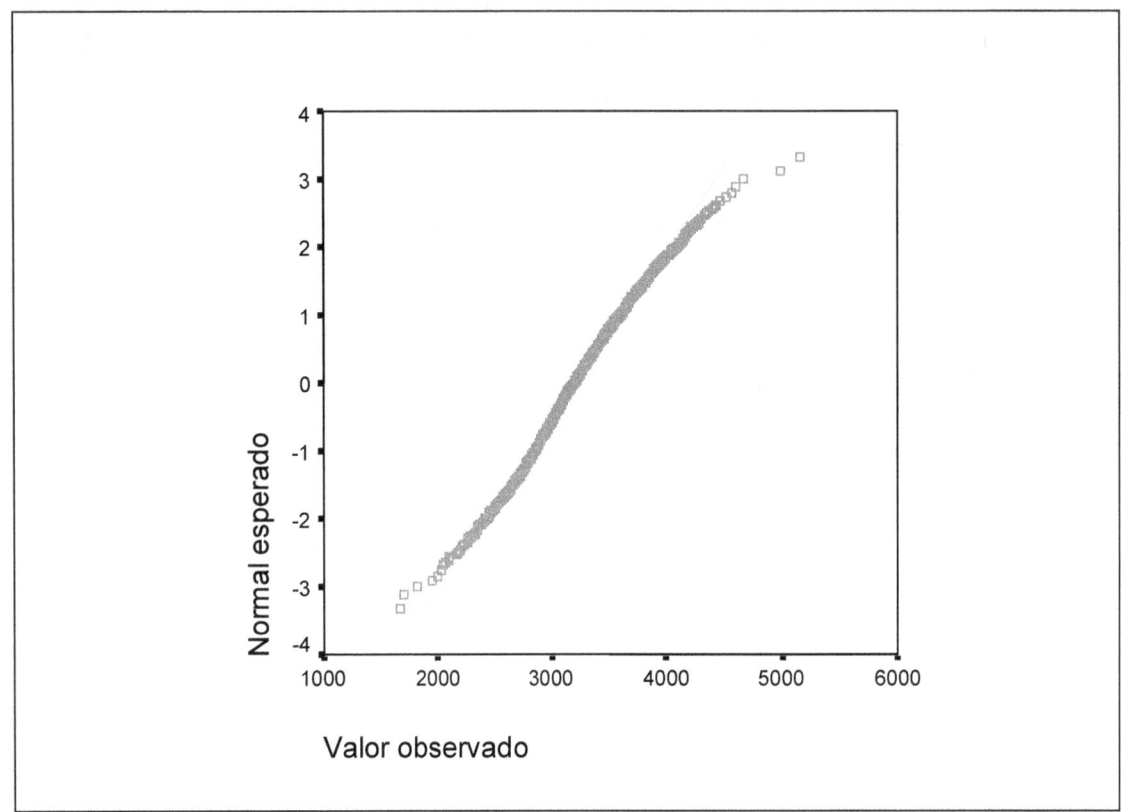

Figura 5-47 Peso al nacer en mujeres de 39 semanas.

Por otra parte, la Figura 5-48 muestra un gráfico Q-Q normal sin tendencias de peso al nacer en gramos que ayuda a poner de manifiesto los valores extremos que se apartan en exceso de la tendencia central.

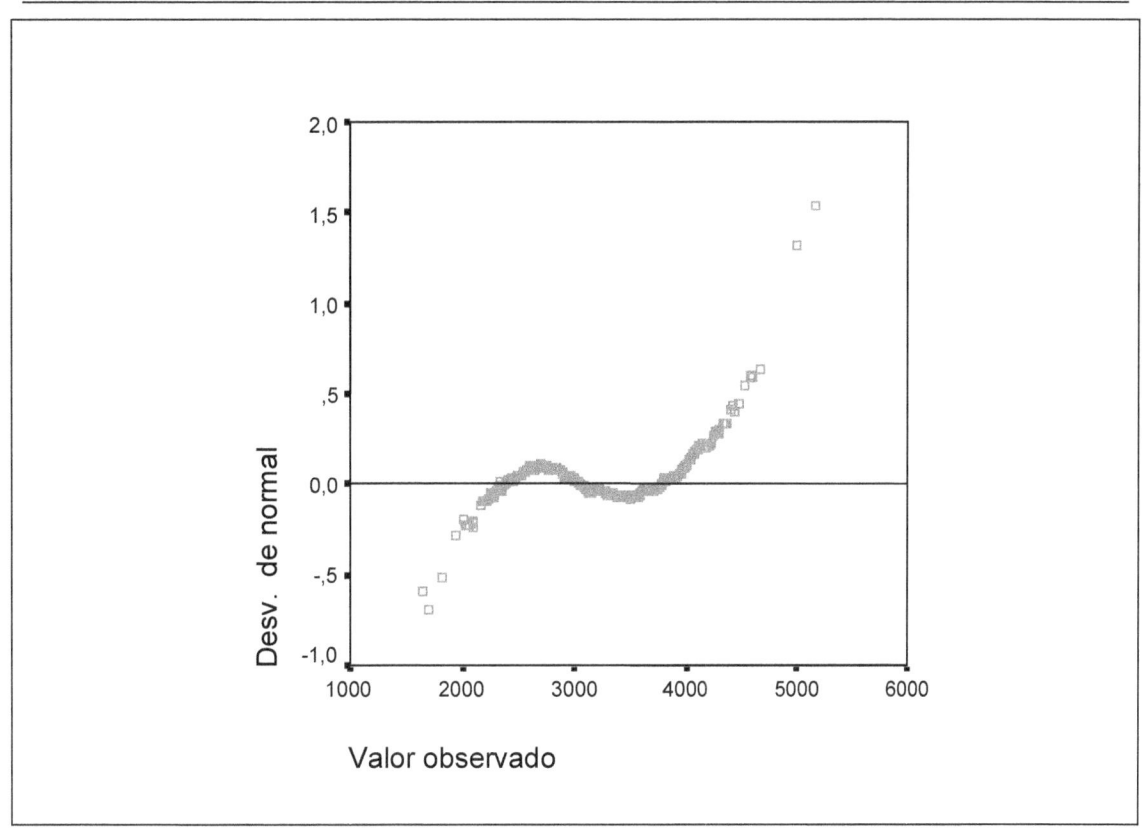

Figura 5-48 Peso al nacer en mujeres de 39 semanas.

Debido a estas observaciones, se decidió eliminar aquellos valores considerados *muy alejados* siguiendo la metodología descrita en el apartado Material y método (ver apartado 4.7).

Se encontraron 18 valores por debajo del límite externo inferior (2210 gramos) y 26 valores por encima del límite externo superior (4210 gramos).

El gráfico Q-Q tras eliminar estos valores muy alejados se muestra en la Figura 5-49

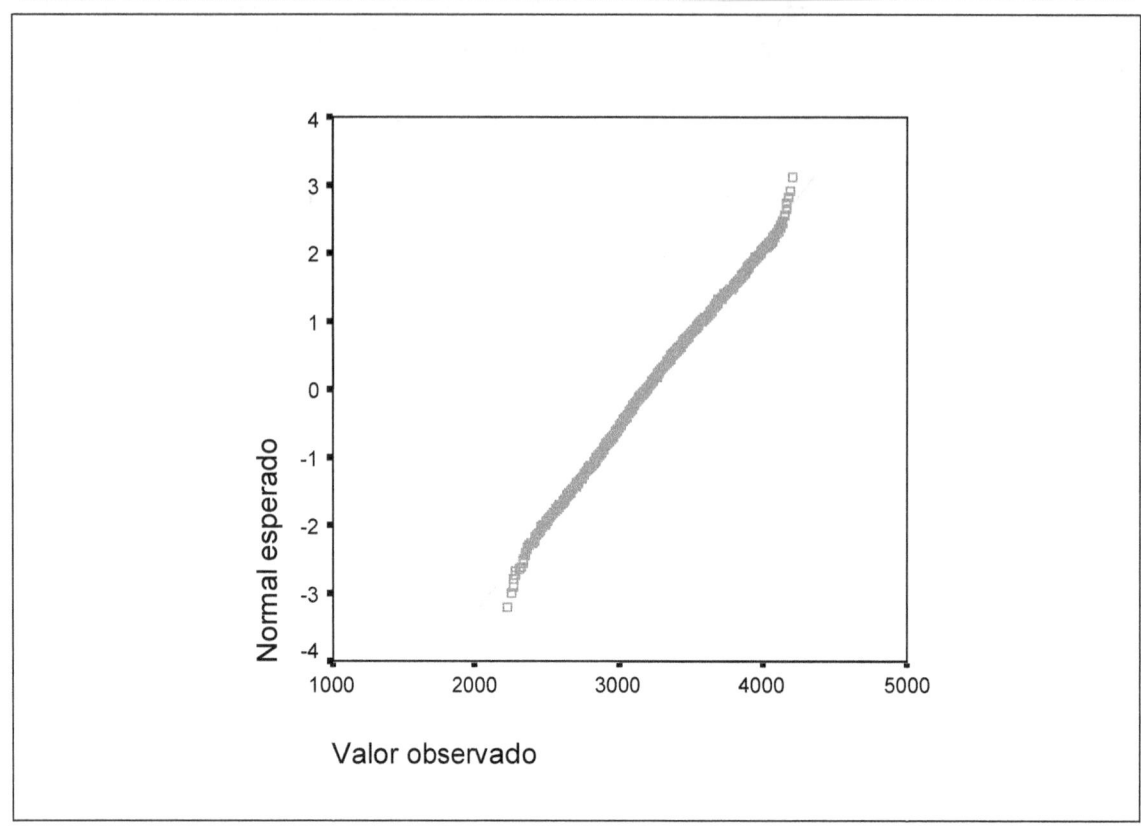

Figura 5-49 Peso al nacer en mujeres de 39 semanas sin valores extremos.

En este gráfico se aprecia la corrección de la distribución que ahora puede considerarse normal.

5.2.10.2.2   *Percentiles*

En la Tabla 5-25 se muestran los percentiles 3, 5, 10, 15, 25, 50, 75, 85, 90, 95 y 97 para el peso al nacer en mujeres de 39 semanas cumplidas en el momento del parto.

Percentiles	Peso al nacer en gramos
3	2522,00
5	2625,00
10	2760,00
15	2840,00
25	2970,00
50	3200,00
75	3450,00
85	3600,00
90	3690,00
95	3850,00
97	3933,00

Tabla 5-25 Percentiles de peso al nacer en mujeres de 39 semanas.

5.2.11   Peso al nacer a las 40 semanas de gestación

5.2.11.1   Varones

5.2.11.1.1 Frecuencia y distribución de la muestra

Se analizaron los datos de 2513 recién nacidos varones con 40 semanas cumplidas de edad gestacional en el momento del parto. El peso medio fue de 3488,84 gramos, con un intervalo de confianza para el 95% de 3472,53 a 3505,14 y una desviación estándar de 416,85. El valor mínimo obtenido fue de 2130 gramos y el máximo 5225 gramos.

Por lo que se refiere a la distribución, la razón de asimetría fue de 0,282 (error típico 0,049). El test de Kolmogorov-Smirnoff ofreció un resultado de 0,028 con un nivel de significación de 0,000 por lo que la distribución de la muestra no puede considerarse normal.

La Figura 5-50 muestra la distribución de frecuencias de peso al nacer en varones de 40 semanas de gestación.

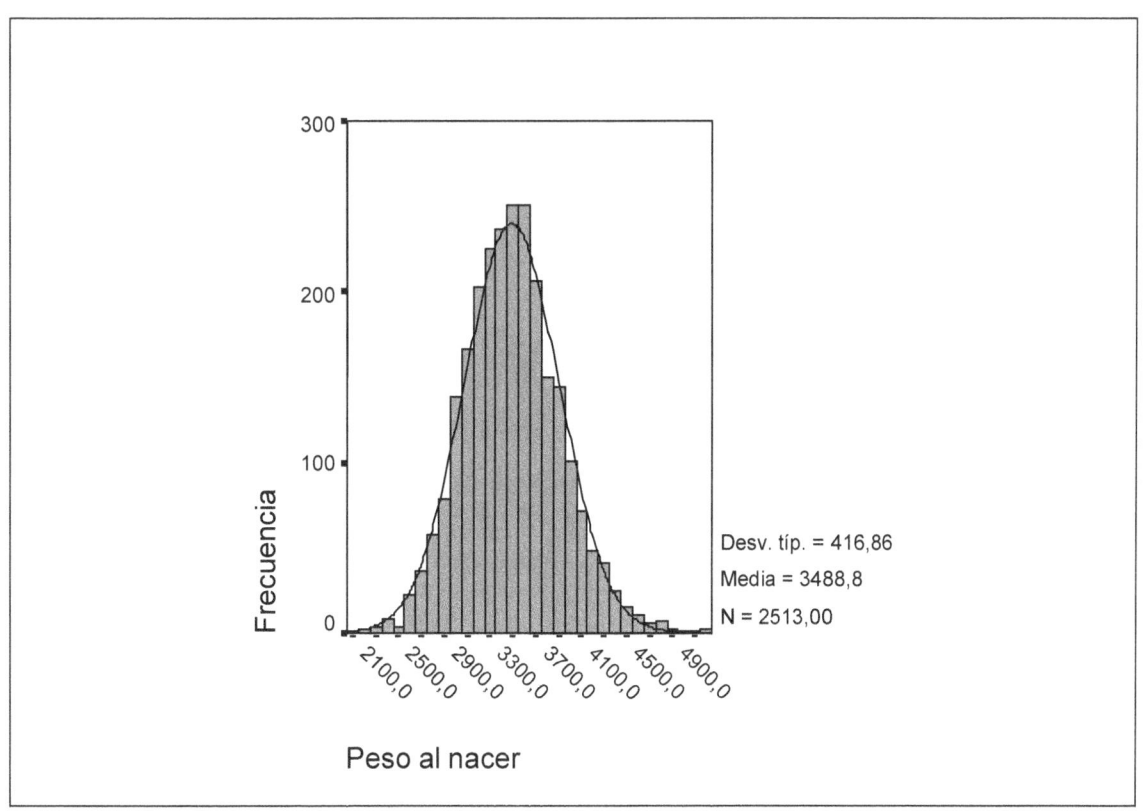

Figura 5-50 Peso al nacer en varones de 40 semanas.

La Figura 5-51 muestra un gráfico Q-Q normal para la misma muestra y en el se aprecia muy claramente que los datos tienden a agruparse en torno a una recta excepto en el extremo superior.

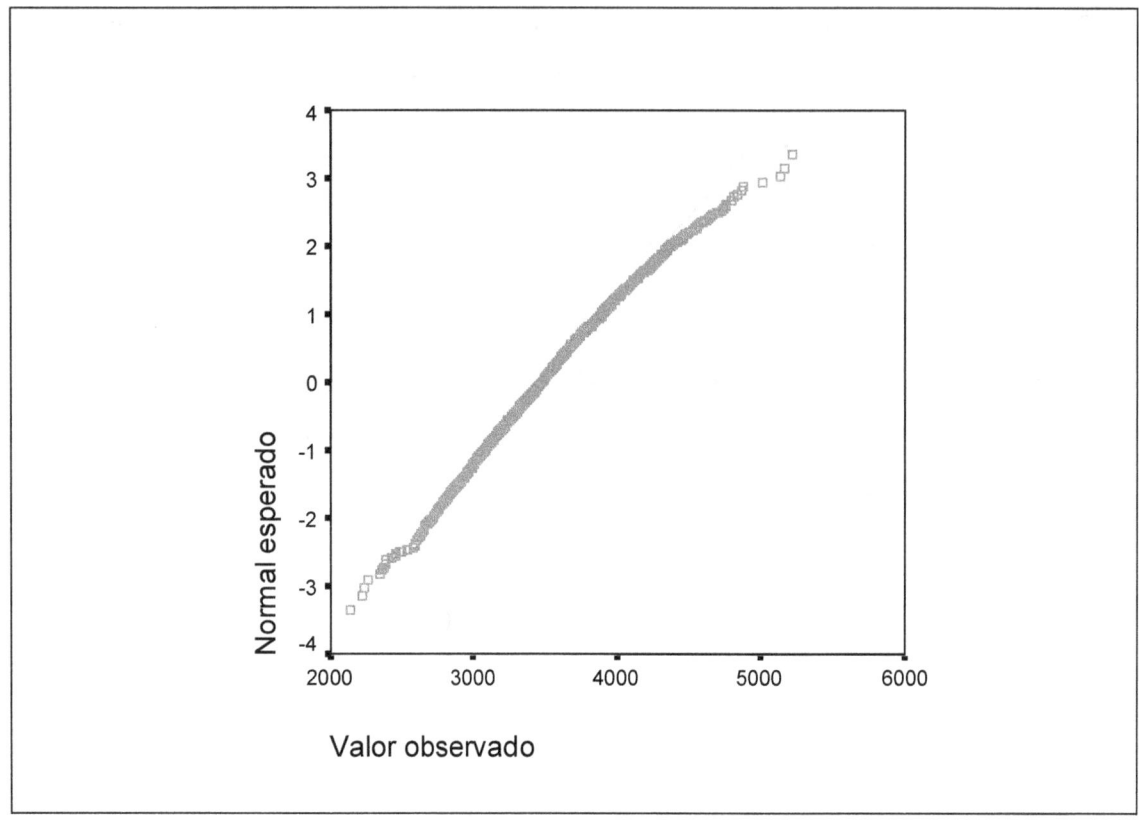

Figura 5-51 Peso al nacer en varones de 40 semanas.

Debido a estas observaciones, se decidió eliminar aquellos valores considerados *muy alejados* de la tendencia central según la metodología descrita en el apartado Material y métodos (ver apartado 4.7).

Se encontraron 11 valores por debajo del límite externo inferior (2380 gramos) y 18 valores por encima del límite externo superior (4560 gramos).

El gráfico Q-Q tras eliminar estos valores muy alejados se muestra en la Figura 5-52

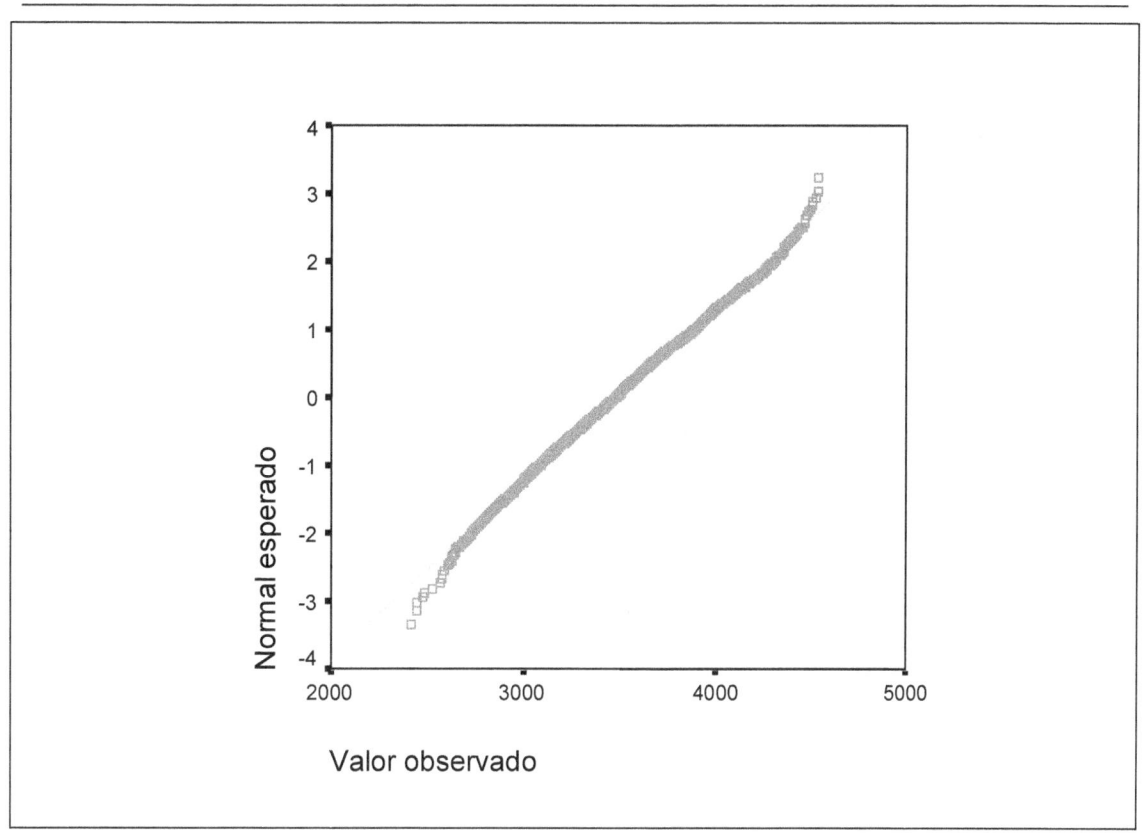

Figura 5-52 Peso al nacer en varones de 40 semanas.

En este gráfico se aprecia la corrección de la distribución que ahora puede considerarse normal.

5.2.11.1.2 Percentiles

En la Tabla 5-26 se muestran los percentiles 3, 5, 10, 15, 25, 50, 75, 85, 90, 95 y 97 para el peso al nacer en varones de 40 semanas tras eliminar los valores considerados *outliers*.

Percentiles	Peso al nacer en gramos
3	2766,10
5	2850,00
10	2980,00
15	3070,00
25	3207,50
50	3475,00
75	3735,00
85	3900,00
90	3990,00
95	4155,00
97	4260,00

Tabla 5-26 Percentiles de peso al nacer en varones de 40 semanas.

5.2.11.2   Mujeres

5.2.11.2.1 Frecuencia y distribución de la muestra

Se analizaron los datos de 2489 recién nacidos mujeres de 39 semanas cumplidas de edad gestacional en el momento del parto. El peso medio fue de 3337,18 gramos, con un intervalo de confianza para el 95% de 3321,44 a 3352,91 y una desviación estándar de 400,31. El valor mínimo obtenido fue de 1595 gramos y el máximo 4980 gramos.

Por lo que se refiere a la distribución, la razón de asimetría fue de 0,236 (error típico 0,049). El test de Kolmogorov-Smirnoff ofreció un resultado de 0,024 con un nivel de significación de 0,003 por lo que según este estadístico la distribución de la muestra no podría considerarse normal.

La Figura 5-53 muestra la distribución de frecuencias de pesos al nacer para mujeres de 40 semanas. Se aprecia un aplanamiento significativo de ambas colas de la curva.

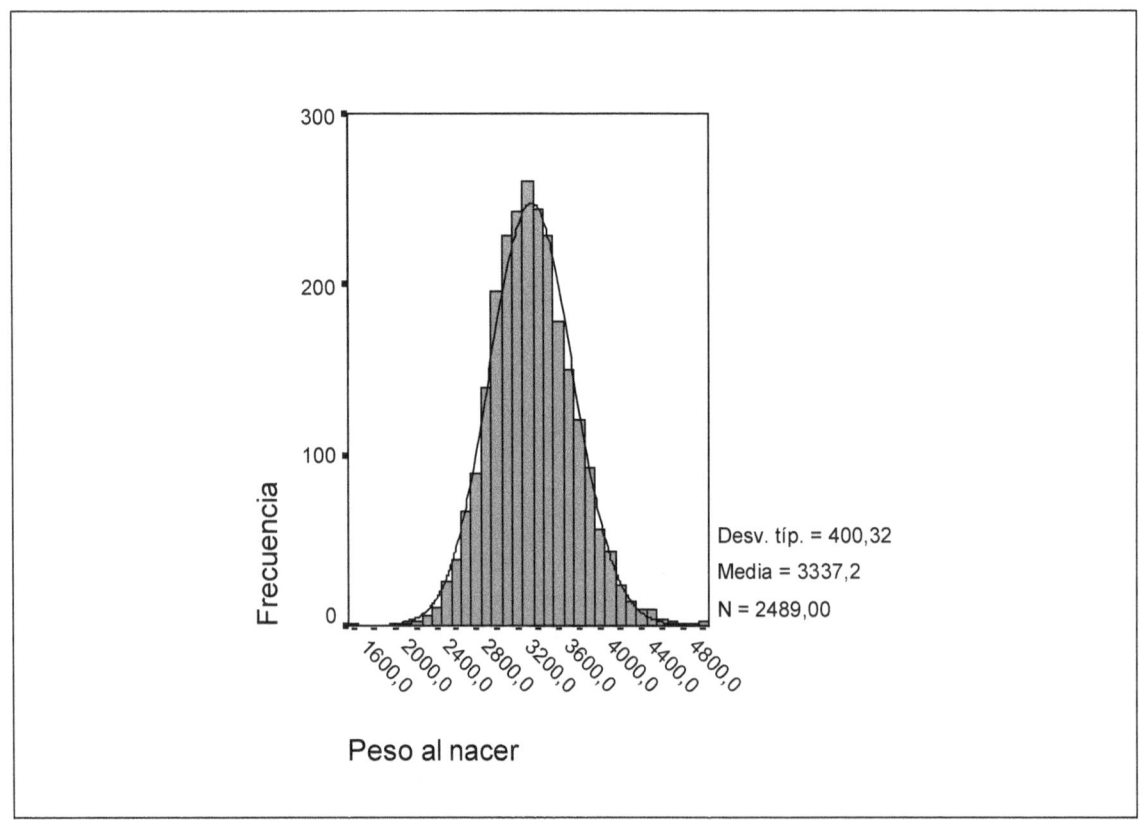

Figura 5-53 Peso al nacer en mujeres de 40 semanas.

La Figura 5-54 muestra un gráfico Q-Q normal para el peso al nacer en mujeres de 40 semanas. Se puede apreciar como los valores obtenidos se alejan de la tendencia central tanto en el extremo inferior como en el superior.

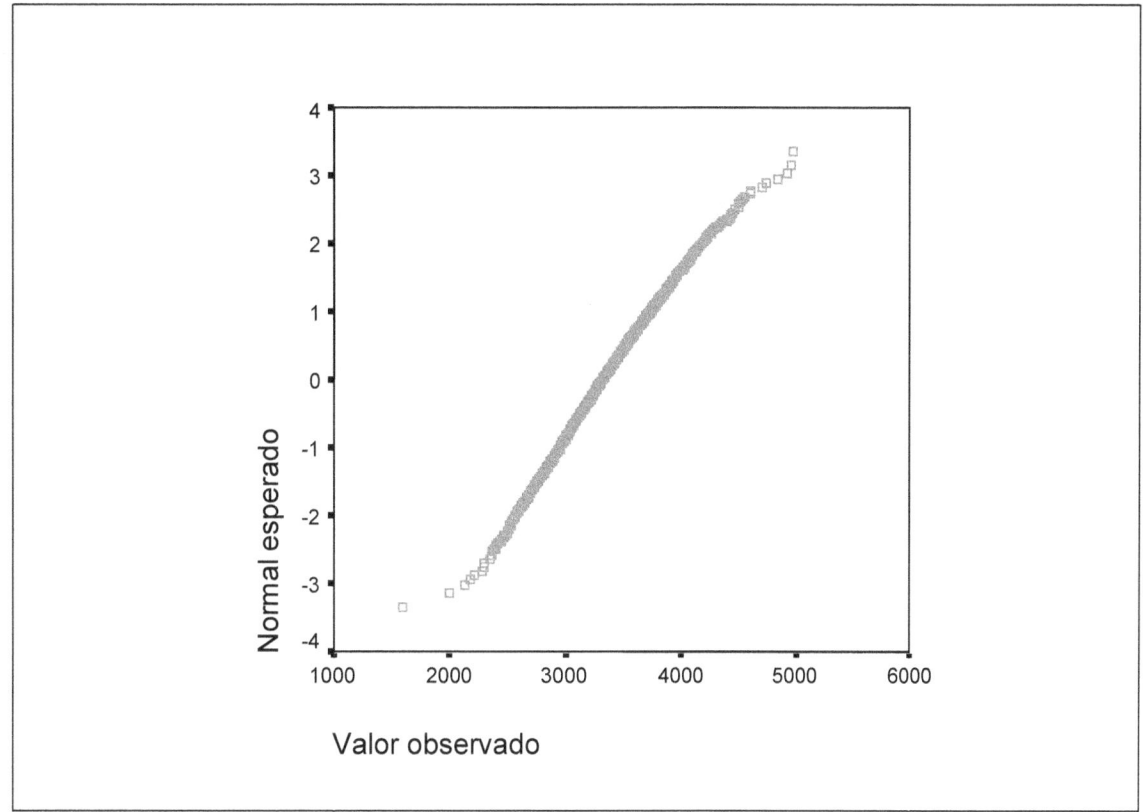

Figura 5-54 Peso al nacer en mujeres de 40 semanas.

Por otra parte, la Figura 5-55 muestra un gráfico Q-Q normal sin tendencias de peso al nacer en gramos que ayuda a poner de manifiesto los valores extremos que se apartan en exceso de la tendencia central.

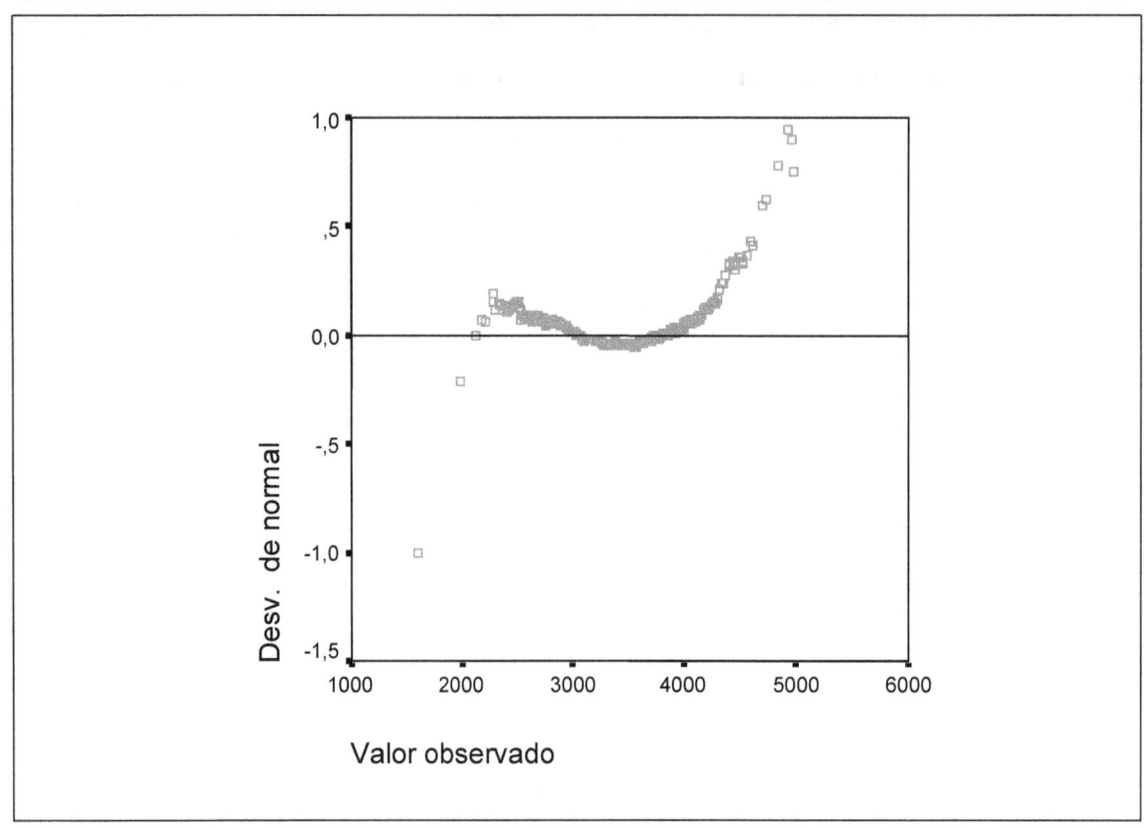

Figura 5-55 Peso al nacer en mujeres de 40 semanas.

Debido a estas observaciones, se decidió eliminar aquellos valores considerados *muy alejados* siguiendo la metodología descrita en el apartado Material y método (ver apartado 4.7).

Se encontraron 5 valores por debajo del límite externo inferior (2210 gramos) y 25 valores por encima del límite externo superior (4395 gramos).

El gráfico Q-Q tras eliminar estos valores muy alejados se muestra en la Figura 5-56

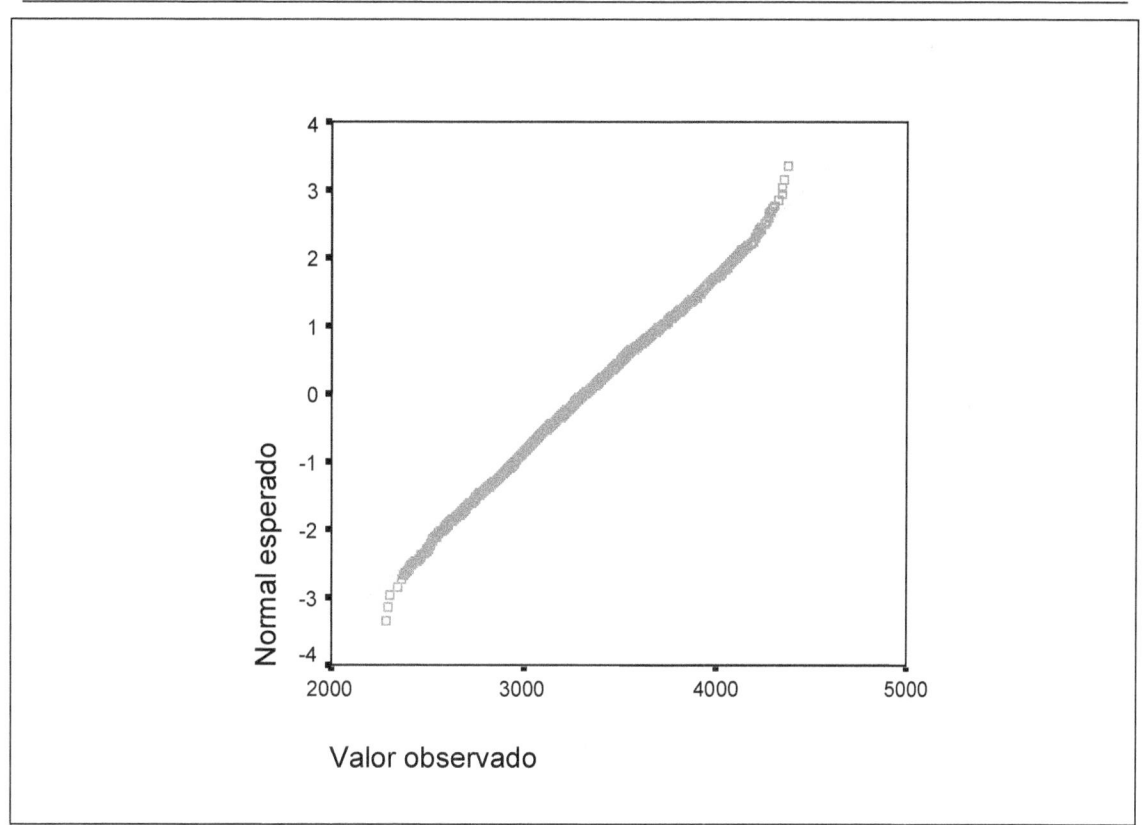

Figura 5-56 Peso al nacer en mujeres de 40 semanas sin valores extremos.

En este gráfico se aprecia la corrección de la distribución que ahora puede considerarse normal.

5.2.11.2.2 Percentiles

En la Tabla 5-27 se muestran los percentiles 3, 5, 10, 15, 25, 50, 75, 85, 90, 95 y 97 para el peso al nacer en mujeres de 40 semanas cumplidas en el momento del parto.

Percentiles	Peso al nacer en gramos
3	2620,00
5	2710,00
10	2850,00
15	2940,00
25	3060,00
50	3320,00
75	3580,00
85	3735,00
90	3835,00
95	3970,00
97	4061,00

Tabla 5-27 Percentiles de peso al nacer en mujeres de 40 semanas.

5.2.12   Peso al nacer a las 41 semanas de gestación

5.2.12.1   Varones

5.2.12.1.1 Frecuencia y distribución de la muestra

Se analizaron los datos de 1678 recién nacidos varones con 41 semanas cumplidas de edad gestacional en el momento del parto. El peso medio fue de 3585,60 gramos, con un intervalo de confianza para el 95% de 3564,44 a 3606,75 y una desviación estándar de 441,83. El valor mínimo obtenido fue de 1300 gramos y el máximo 5200 gramos.

Por lo que se refiere a la distribución, la razón de asimetría fue de 0,061 (error típico 0,060). El test de Kolmogorov-Smirnoff ofreció un resultado de 0,022 con un nivel de significación de 0,046 por lo que la distribución de la muestra no puede considerarse normal. La Figura 5-57 muestra la distribución de frecuencias de pesos para varones de 41 semanas. Se puede apreciar una curva simétrica pero con un aplanamiento excesivo de ambas colas, más llamativo en la cola izquierda (valores inferiores).

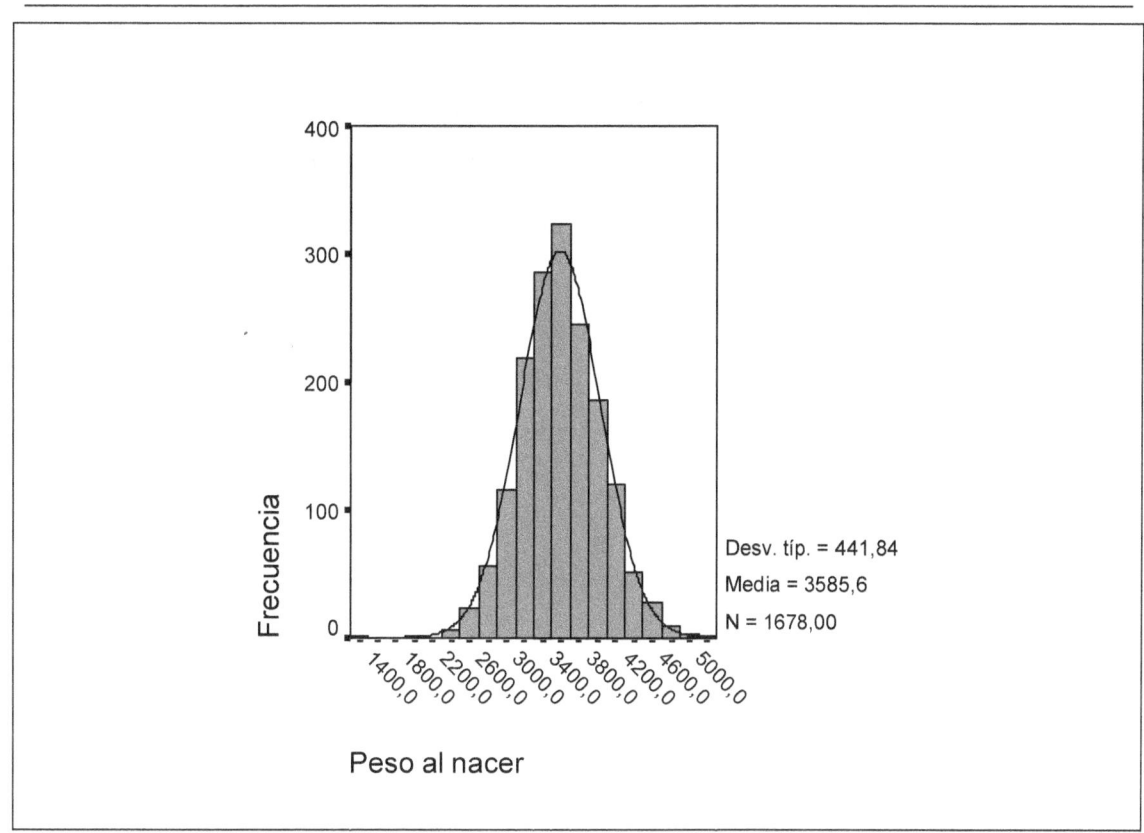

Figura 5-57 Peso al nacer en varones de 41 semanas.

La Figura 5-58 muestra un gráfico Q-Q normal para la misma muestra y en el se aprecia muy claramente que los datos tienden a agruparse en torno a una recta, siendo muy llamativo como el valor mínimo (1300 gramos se alejan ostensiblemente de la tendencia central).

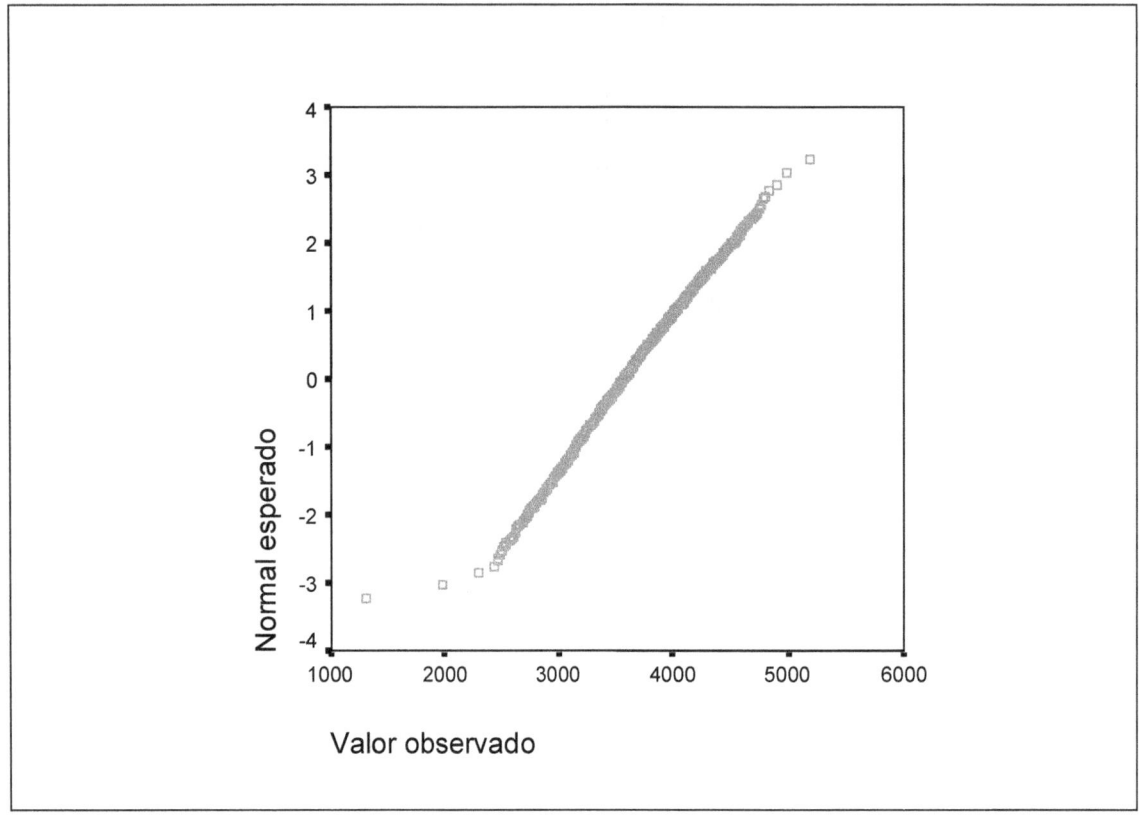

Figura 5-58 Peso al nacer en varones de 41 semanas.

Debido a estas observaciones, se decidió eliminar aquellos valores considerados *muy alejados* de la tendencia central siguiendo la metodología descrita en el apartado Material y método (ver apartado 4.7).

Se encontraron 4 valores extremos, situados por debajo del límite externo inferior (2300 gramos) y 11 valores por encima del límite externo superior (4760 gramos).

El gráfico Q-Q tras eliminar estos valores muy alejados se muestra en la Figura 5-59.

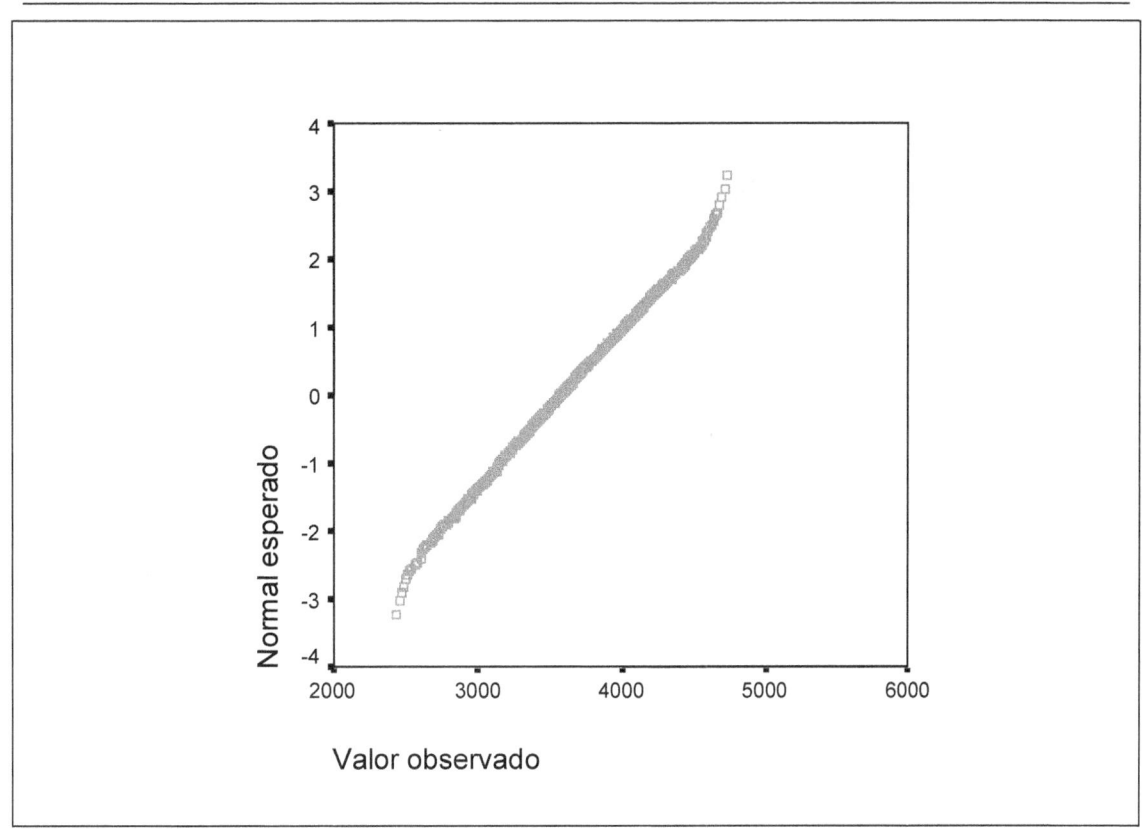

Figura 5-59 Peso al nacer en varones de 41 semanas sin valores extremos.

En este gráfico se aprecia la corrección de la distribución que ahora puede considerarse normal.

5.2.12.1.2 *Percentiles*

En la Tabla 5-28 se muestran los percentiles 3, 5, 10, 15, 25, 50, 75, 85, 90, 95 y 97 para el peso al nacer en varones de 41 semanas tras eliminar los valores considerados *outliers*.

Percentiles	Peso al nacer en gramos
3	2790,00
5	2891,00
10	3050,00
15	3140,00
25	3290,00
50	3570,00
75	3870,00
85	4035,00
90	4140,00
95	4294,00
97	4415,40

Tabla 5-28 Percentiles de peso al nacer en varones de 41 semanas.

5.2.12.2   Mujeres

5.2.12.2.1   Distribución de la muestra

Se analizaron los datos de 1786 recién nacidos mujeres de 41 semanas cumplidas de edad gestacional en el momento del parto. El peso medio fue de 3404,85 gramos, con un intervalo de confianza para el 95% de 3385,97 a 3423,72 y una desviación estándar de 406,67. El valor mínimo obtenido fue de 1685 gramos y el máximo 4875 gramos.

Por lo que se refiere a la distribución, la razón de asimetría fue de 0,074 (error típico 0,058). El test de Kolmogorov-Smirnoff ofreció un resultado de 0,017 con un nivel de significación de 0,200 por lo que según este estadístico la distribución de la muestra se consideró normal.

La Figura 5-60 muestra la distribución de frecuencias de pesos al nacer para mujeres de 41 semanas. Se aprecia

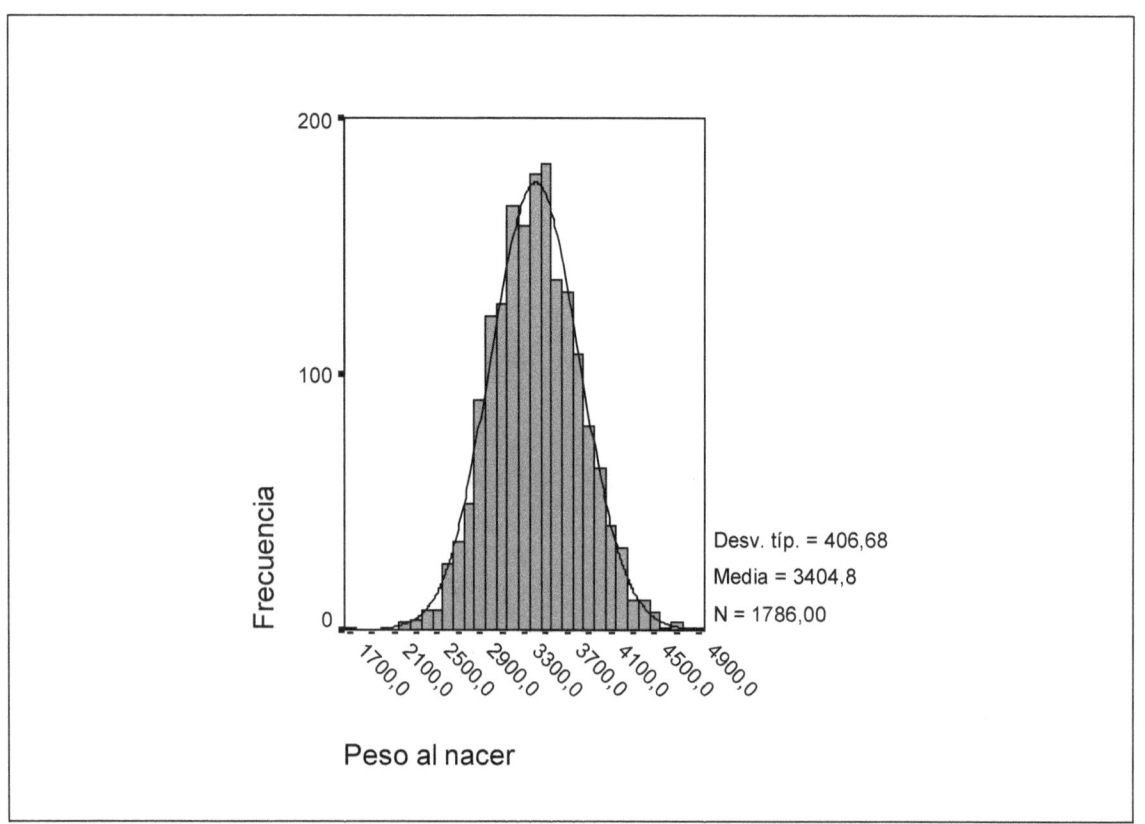

Figura 5-60 Peso al nacer en mujeres de 41 semanas.

La Figura 5-61 muestra un gráfico Q-Q normal para el peso al nacer en mujeres de 41 semanas. Se puede apreciar como el valor mínimo obtenido (1685 gramos) se aleja significativamente de la tendencia central.

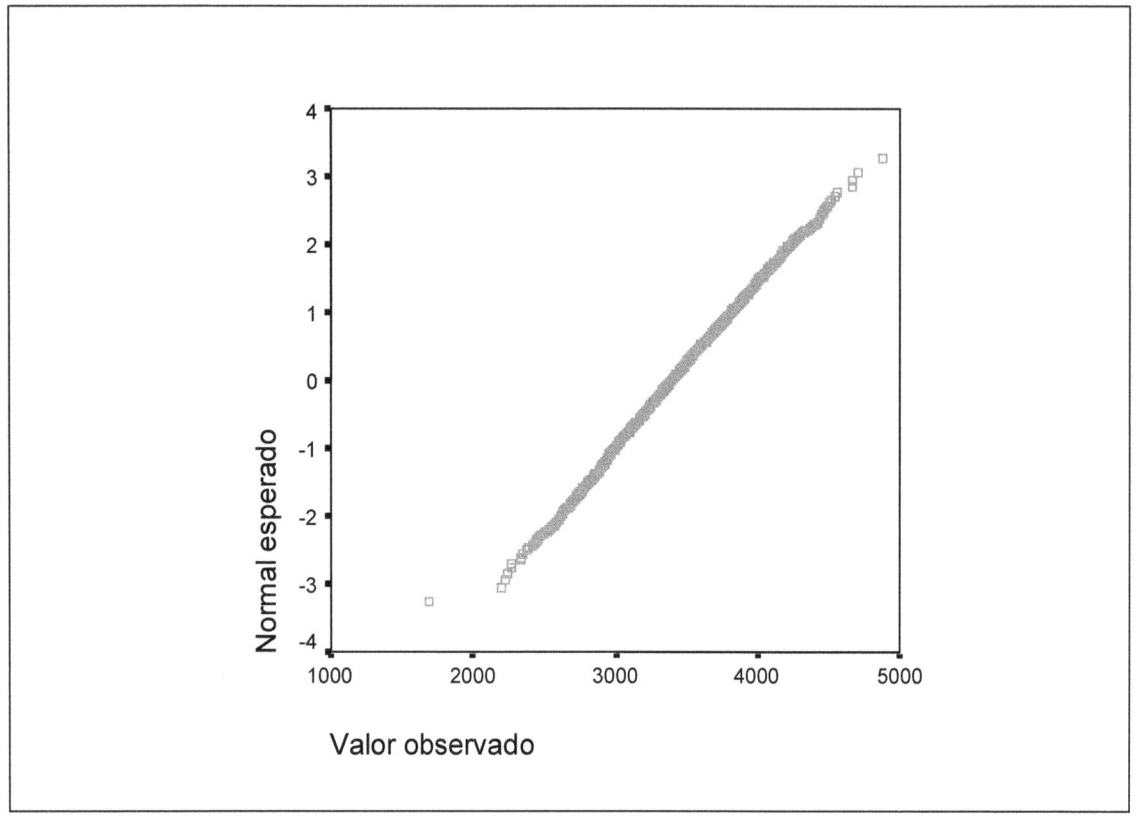

Figura 5-61 Peso al nacer en mujeres de 41 semanas.

Debido a estas observaciones, se decidió eliminar aquellos valores considerados *muy alejados* de la tendencia central utilizando para ello la metodología descrita en el apartado Material y método (ver apartado 4.7).

Se encontraron 6 valores por debajo del límite externo inferior (2270 gramos) y 7 valores por encima del límite externo superior (4520 gramos).

El gráfico Q-Q tras eliminar estos valores muy alejados se muestra en la Figura 5-62.

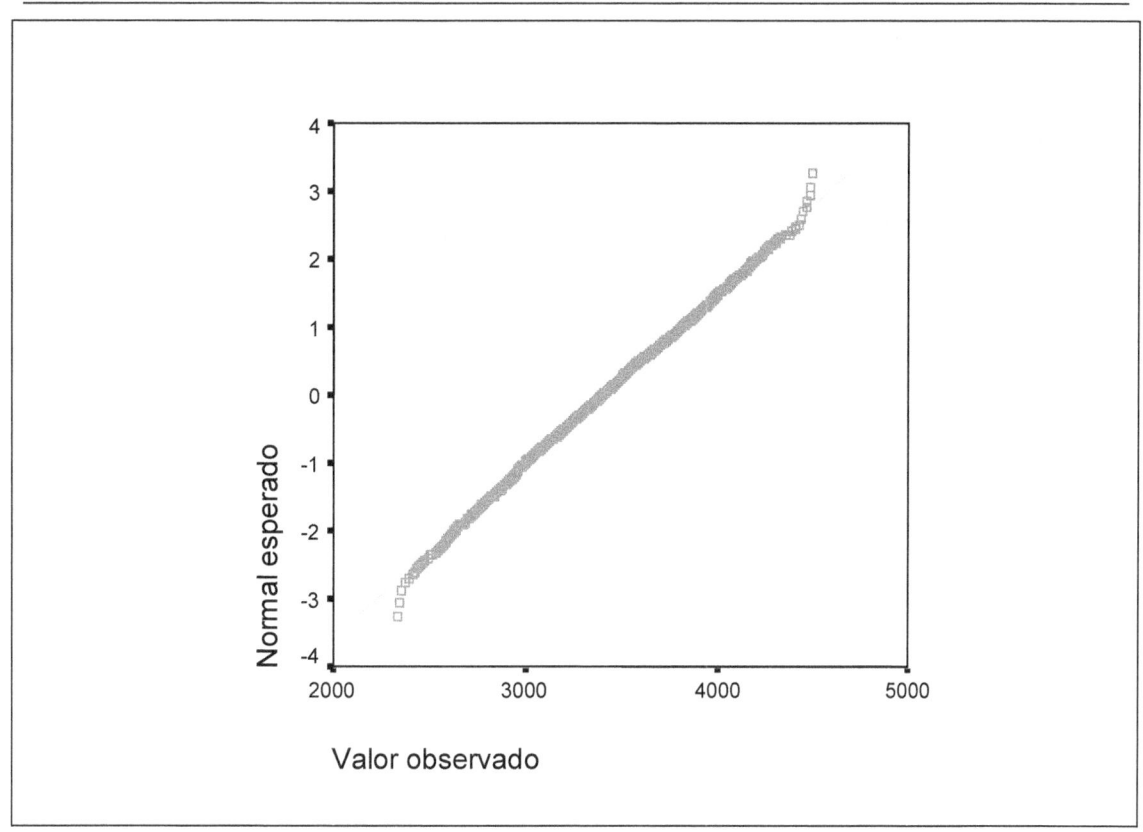

Figura 5-62 Peso al nacer en mujeres de 41 semanas sin valores extremos.

En este gráfico se aprecia la corrección de la distribución que ahora puede considerarse normal.

5.2.12.2.2 Percentiles

En la Tabla 5-29 se muestran los percentiles 3, 5, 10, 15, 25, 50, 75, 85, 90, 95 y 97 para el peso al nacer en mujeres de 41 semanas cumplidas en el momento del parto.

Percentiles	Peso al nacer en gramos
3	2690,00
5	2763,50
10	2907,00
15	2985,00
25	3120,00
50	3400,00
75	3672,50
85	3825,00
90	3925,00
95	4066,50
97	4160,00

Tabla 5-29 Percentiles de peso al nacer en mujeres de 41 semanas.

5.2.13   Peso al nacer a las 42 semanas de gestación

5.2.13.1   Varones

5.2.13.1.1   Frecuencia y distribución de la muestra

Se analizaron los datos de 617 recién nacidos varones con 42 semanas cumplidas de edad gestacional en el momento del parto. El peso medio fue de 3618,97 gramos, con un intervalo de confianza para el 95% de 3582,80 a 3655,14 y una desviación estándar de 457,51. El valor mínimo obtenido fue de 2235 gramos y el máximo 5495 gramos.

Por lo que se refiere a la distribución, la razón de asimetría fue de 0,206 (error típico 0,098). El test de Kolmogorov-Smirnoff ofreció un resultado de 0,024 con un nivel de significación de 0,200 por lo que la distribución de la muestra puede considerarse normal.

La Figura 5-63 muestra la distribución de frecuencias de pesos para varones de 42 semanas. Se puede apreciar una curva discretamente lateralizada a la izquierda debido a un aplanamiento en la cola derecha (valores superiores).

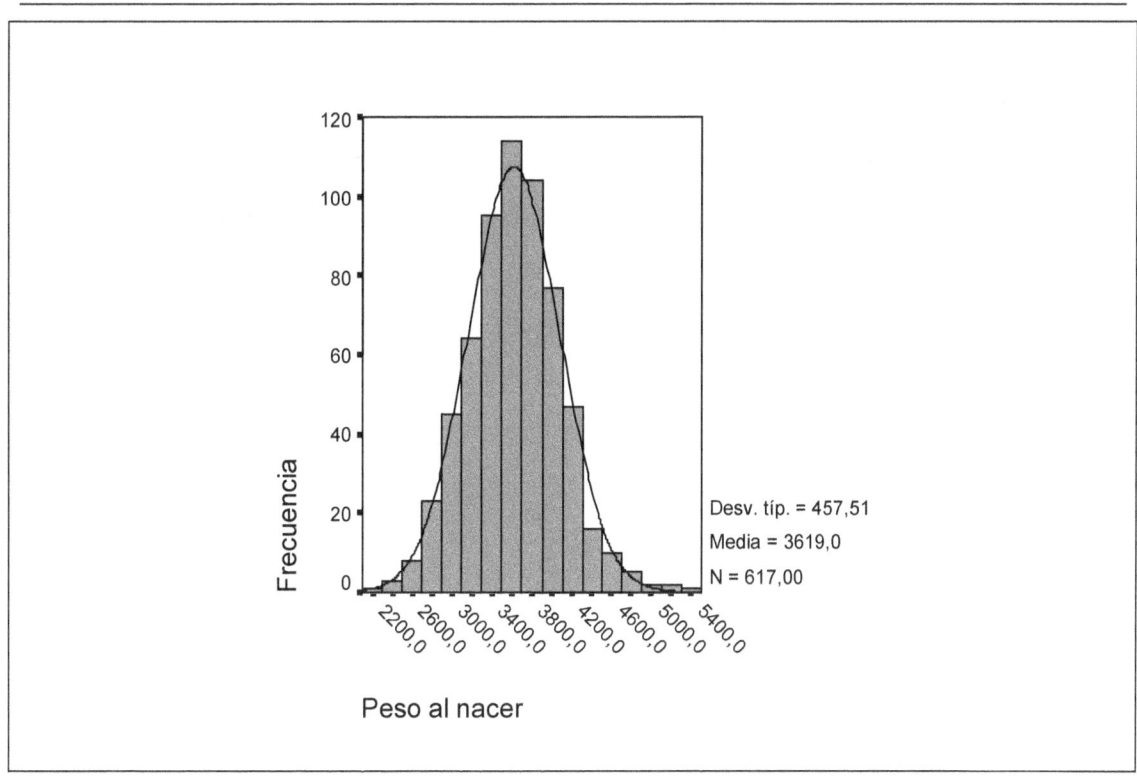

Figura 5-63 Peso al nacer en varones de 42 semanas.

La Figura 5-64 muestra un gráfico Q-Q normal para la misma muestra y en el se aprecia muy claramente que los datos tienden a agruparse en torno a una recta, siendo muy llamativo como el valor máximo (5495 gramos) se aleja ostensiblemente de la tendencia central

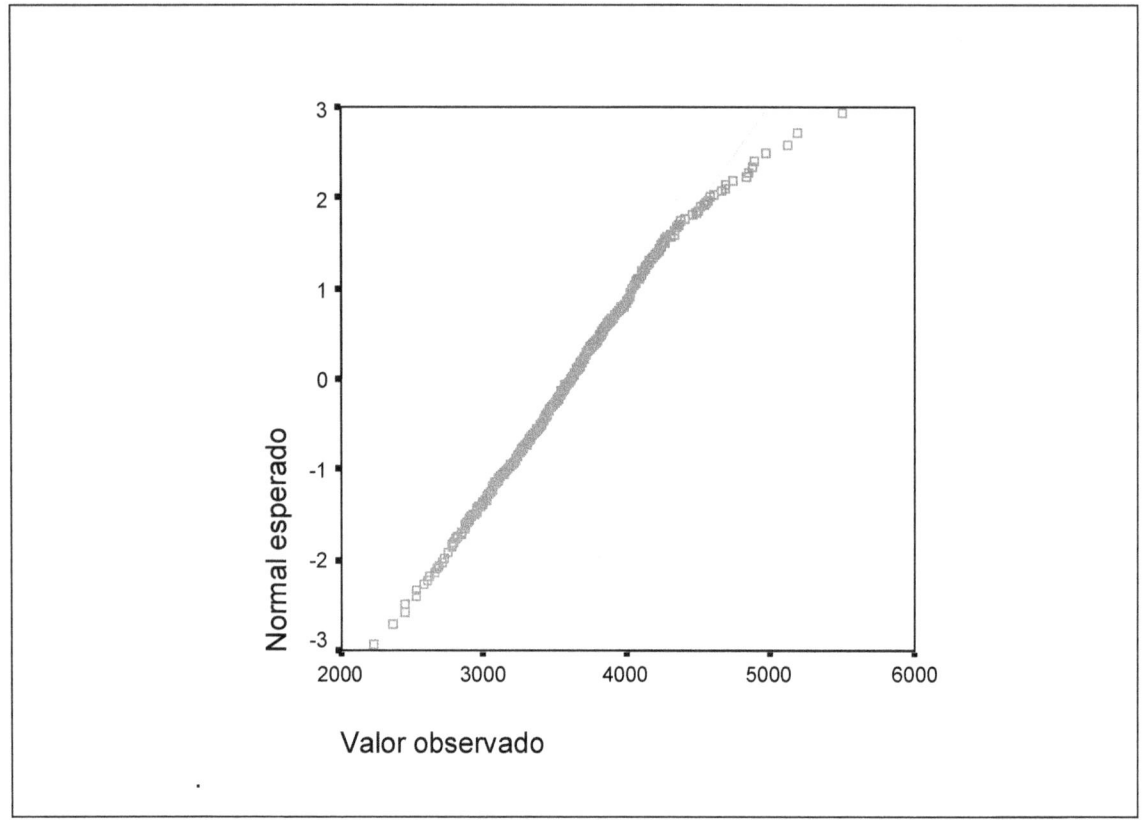

Figura 5-64 Peso al nacer en varones de 42 semanas.

Debido a estas observaciones, se decidió eliminar aquellos valores considerados *muy alejados* de la tendencia central siguiendo para ello la metodología descrita en el apartado Material y método (ver apartado 4.7).

Se encontraron 3 valores extremos, situados por debajo del límite externo inferior (2440 gramos) y 8 valores por encima del límite externo superior (4840 gramos).

El gráfico Q-Q tras eliminar estos valores muy alejados se muestra en la Figura 5-65.

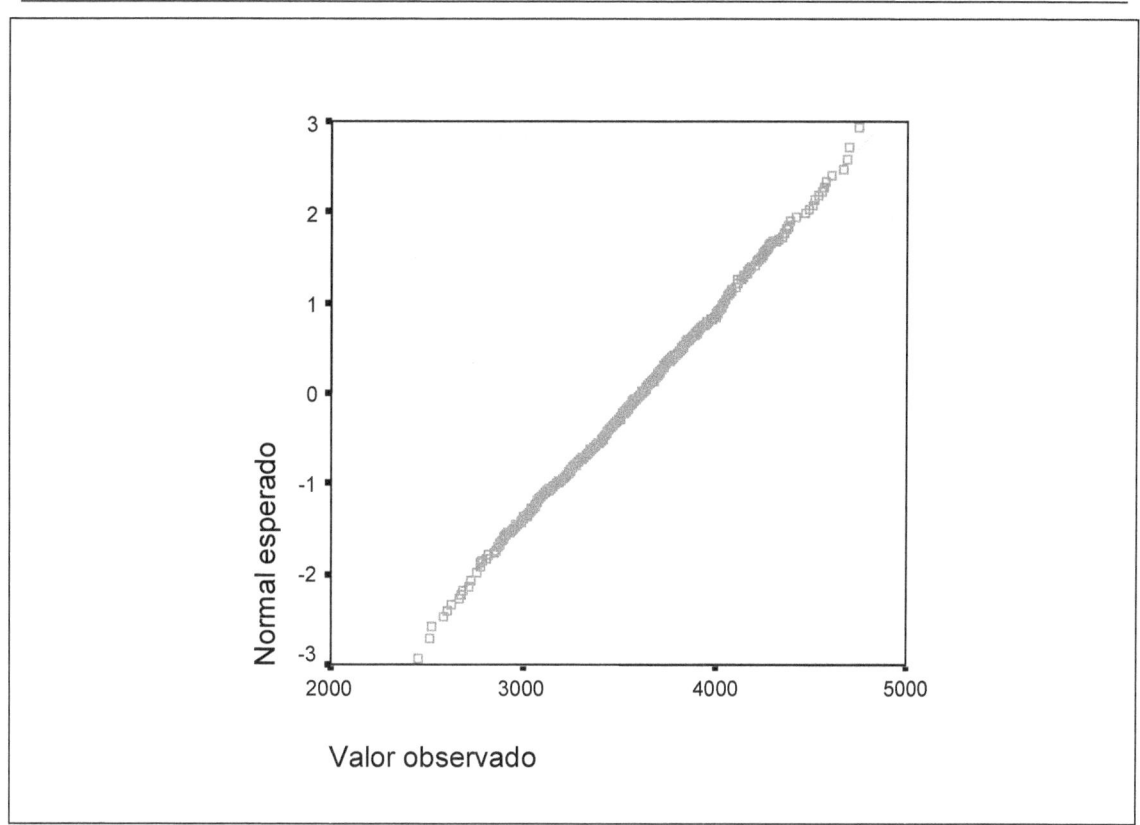

Figura 5-65 Peso al nacer en varones de 42 semanas sin valores extremos.

En este gráfico se aprecia la corrección de la distribución que ahora puede considerarse normal.

Percentiles

En la Tabla 5-30 se muestran los percentiles 3, 5, 10, 15, 25, 50, 75, 85, 90, 95 y 97 para el peso al nacer en varones de 42 semanas tras eliminar los valores considerados *outliers*.

Percentiles	Peso al nacer en gramos
3	2782,10
5	2881,75
10	3045,00
15	3150,50
25	3323,75
50	3610,00
75	3900,00
85	4050,00
90	4140,00
95	4278,25
97	4382,90

Tabla 5-30 Percentiles de peso al nacer en varones de 42 semanas.

5.2.13.2   Mujeres

5.2.13.2.1 Frecuencia y distribución de la muestra

Se analizaron los datos de 584 recién nacidos mujeres de 42 semanas cumplidas de edad gestacional en el momento del parto. El peso medio fue de 3481,96 gramos, con un intervalo de confianza para el 95% de 3449,28 a 3514,64 y una desviación estándar de 402,11. El valor mínimo obtenido fue de 2380 gramos y el máximo 4830 gramos.

Por lo que se refiere a la distribución, la razón de asimetría fue de 0,113 (error típico 0,101). El test de Kolmogorov-Smirnoff ofreció un resultado de 0,031 con un nivel de significación de 0,200 por lo que según este estadístico la distribución de la muestra se consideró normal.

La Figura 5-66 muestra la distribución de frecuencias de pesos al nacer para mujeres de 42 semanas.

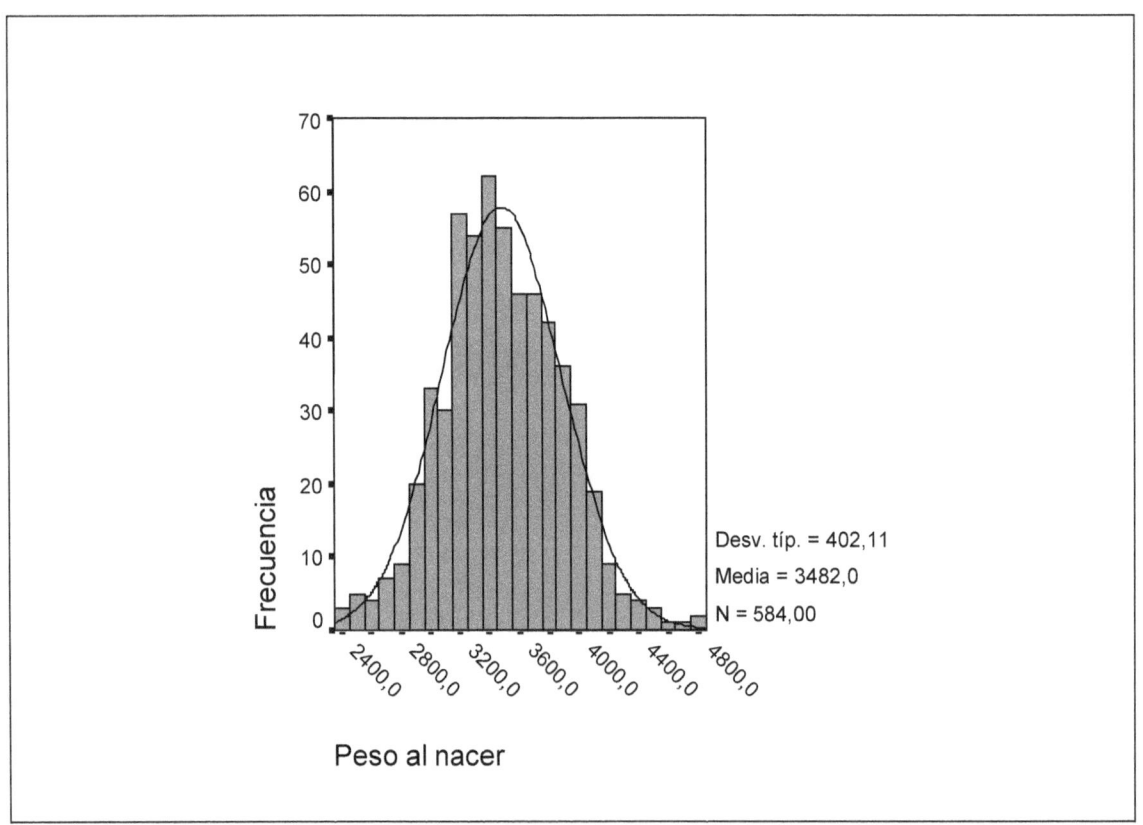

Figura 5-66 Peso al nacer en mujeres de 42 semanas.

La Figura 5-67 muestra un gráfico Q-Q normal para el peso al nacer en mujeres de 42 semanas. En él se aprecia la tendencia a concentrarse los datos en torno a una línea recta excepto en 1 caso por el límite inferior y en 3 por el superior.

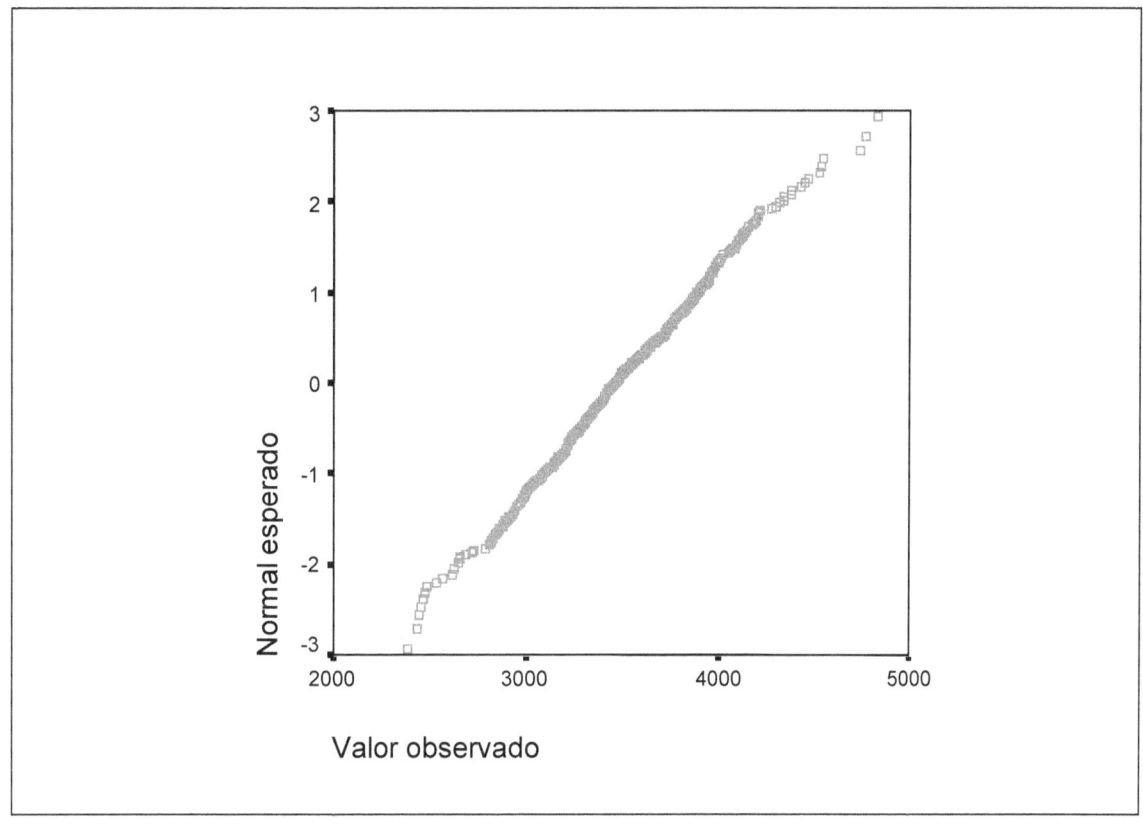

Figura 5-67 Peso al nacer en mujeres de 42 semanas.

Debido a estas observaciones, se decidió eliminar aquellos valores considerados *muy alejados* de la tendencia central siguiendo para ello la metodología descrita en el apartado Material y método (ver apartado 4.7).

Se encontró sólo 1 valor por debajo del límite externo inferior (2380 gramos) y 3 valores por encima del límite externo superior (4740 gramos).

El gráfico Q-Q tras eliminar estos valores muy alejados de la tendencia central se muestra en la Figura 5-68.

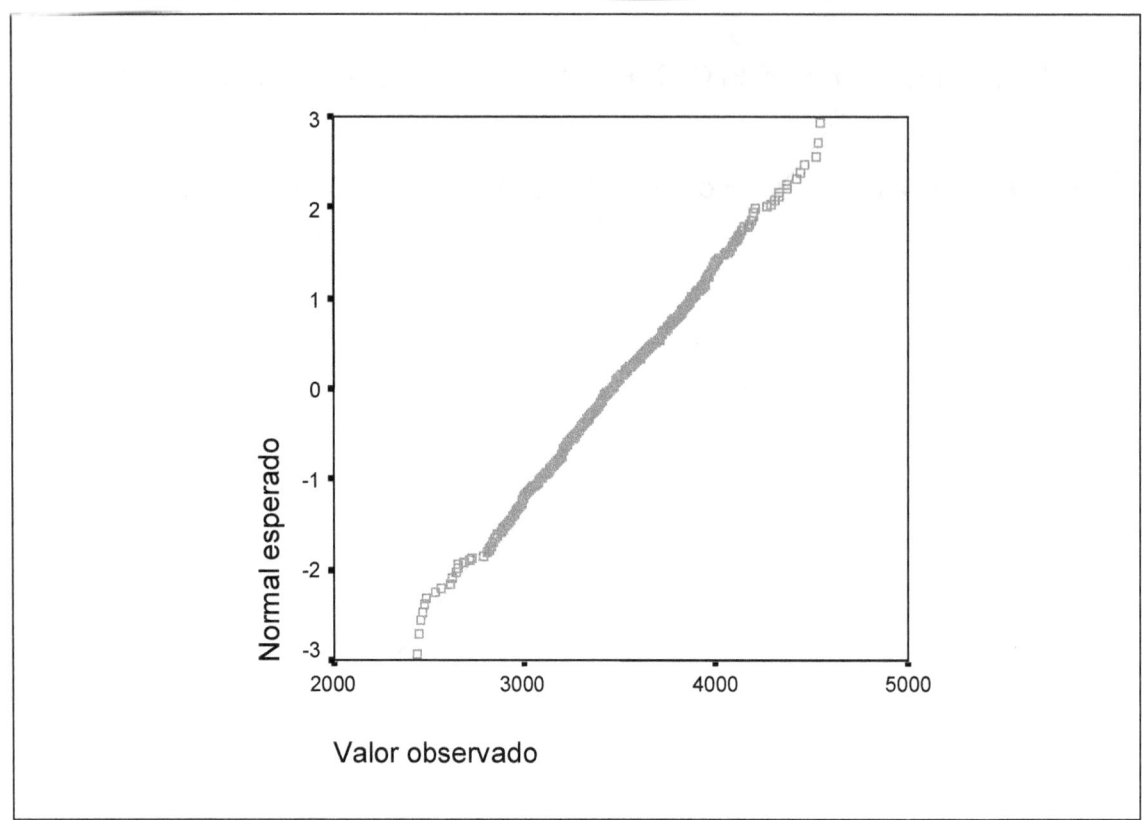

Figura 5-68 Peso al nacer en mujeres de 42 semanas sin valores extremos.

Percentiles

En la Tabla 5-31 se muestran los percentiles 3, 5, 10, 15, 25, 50, 75, 85, 90, 95 y 97 para el peso al nacer en mujeres de 42 semanas cumplidas en el momento del parto.

Percentiles	Peso al nacer en gramos
3	2721,45
5	2855,00
10	2980,50
15	3080,00
25	3210,00
50	3460,00
75	3760,00
85	3899,25
90	3980,00
95	4119,50
97	4195,70

Tabla 5-31 Percentiles de peso al nacer en mujeres de 42 semanas.

5.3 *Tabla de percentiles de peso al nacer por edad gestacional*

P	31	32	33	34	35	36	37	38	39	40	41	42
3	955	800	1412	1179	1546	1820	2210	2350	2600	2766	2790	2782
5	959	880	1505	1450	1776	2006	2310	2456	2668	2850	2891	2881
10	1012	1172	1619	1791	1958	2175	2450	2630	2820	2980	3050	3045
15	1140	1290	1727	1936	2044	2312	2540	2725	2920	3070	3140	3150
25	1392	1575	1932	2080	2200	2480	2675	2888	3060	3207	3290	3323
50	1570	2020	2120	2325	2495	2705	2975	3170	3330	3475	3570	3610
75	1785	2165	2365	2640	2785	3012	3270	3450	3620	3735	3870	3900
85	1864,25	2394	2460	2824	2936	3111	3450	3600	3770	3900	4035	4050
90	1936	2448	2504	3018	3100	3202	3560	3701	3885	3990	4140	4140
95	2164	2782	2538	3516	3374	3370	3750	3880	4037	4155	4294	4278
97	2200	2930	2554	3583	3488	3436	3890	4005	4120	4260	4415	4382

Tabla 5-32 Percentiles de peso al nacer en varones por edad gestacional.

P	31	32	33	34	35	36	37	38	39	40	41	42
3	650	875	993	1133	1649	1702	2009	2322	2522	2620	2690	2721
5	730	1057	1124	1227	1800	1840	2102	2425	2625	2710	2763	2855
10	970	1401	1278	1500	1963	2032	2277	2565	2760	2850	2907	2980
15	1037	1503	1394	1658	2048	2118	2400	2650	2840	2940	2985	3080
25	1407	1592	1581	1890	2228	2250	2567	2790	2970	3060	3120	3210
50	1592	1895	1932	2180	2487	2590	2850	3055	3200	3320	3400	3460
75	1973	2302	2290	2427	2755	2910	3120	3300	3450	3580	3672	3760
85	2246	2560	2540	2647	2930	3075	3290	3445	3600	3735	3825	3899
90	2602	2721	2638	2753	3031	3149	3429	3550	3690	3835	3925	3980
95	2730	2831	2916	2842	3417	3474	3624	3740	3850	3970	4066	4119
97	2750	2840	3103	3077	3470	3561	3680	3827	3933	4061	4160	4195

Tabla 5-33 Percentiles de peso al nacer en mujeres por edad gestacional.

5.4 *Curvas de percentiles de peso al nacer por edad gestacional*

5.4.1 Curvas de percentiles de peso al nacer por edad gestacional en varones (datos brutos)

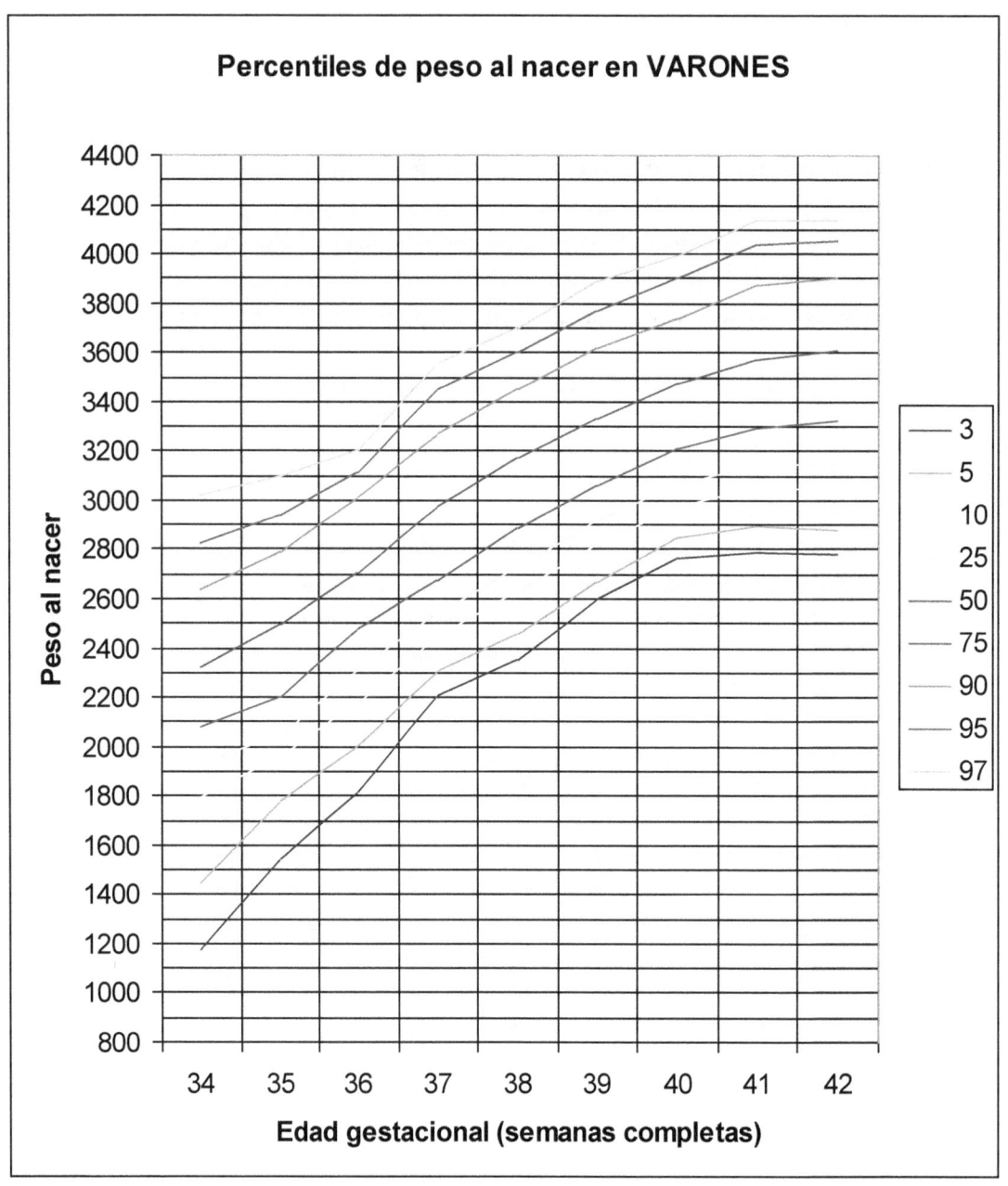

5.4.2 Curvas de percentiles de peso al nacer por edad gestacional en varones (Datos suavizados)

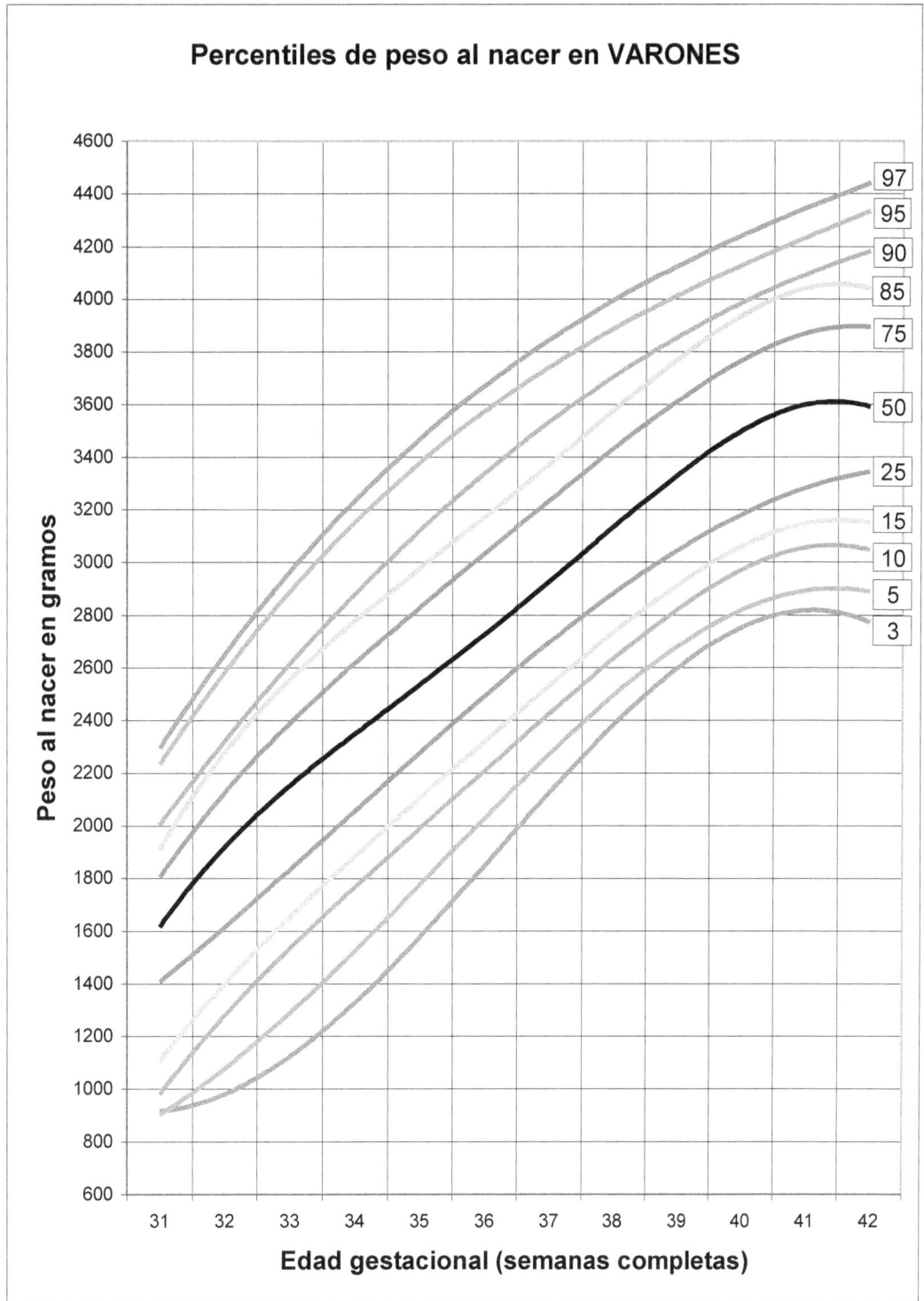

5.4.3 Curvas de percentiles de peso al nacer por edad gestacional en mujeres (Datos brutos)

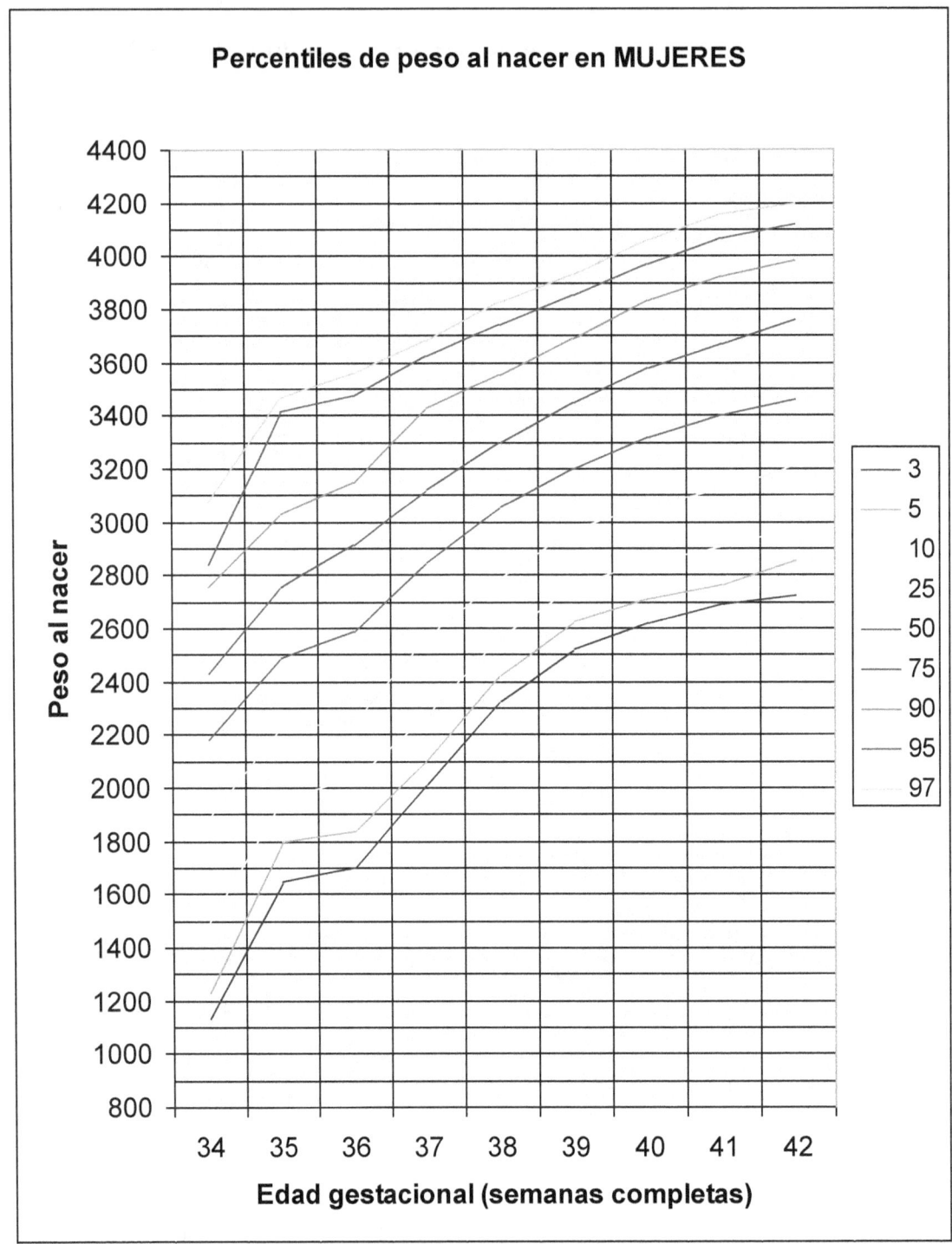

5.4.4 Curva de percentiles de peso al nacer por edad gestacional en mujeres (Datos suavizados).

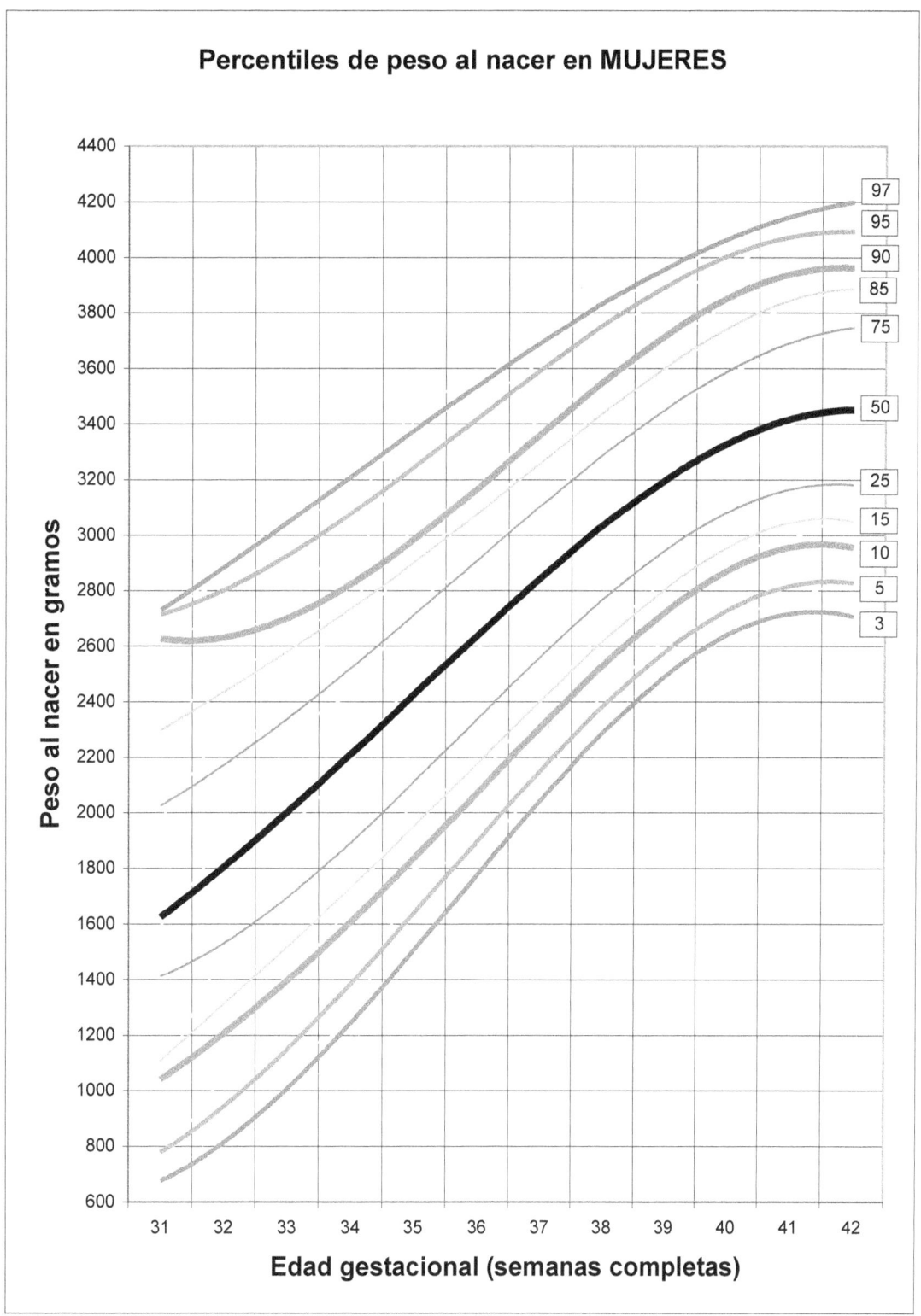

5.5 Talla al nacer por edad gestacional

5.5.1 Talla al nacer a las 34 semanas de gestación

5.5.1.1 Varones

5.5.1.1.1 Frecuencia y distribución de la muestra

Se analizaron los datos de 38 recién nacidos varones de 34 semanas. La talla media fue de 46,11 cm, con un intervalo de confianza para el 95% de 45,41 a 46,81 y una desviación estándar de 2,14. El valor mínimo obtenido fue de 41,7 cm y el máximo 51,50 cm.

Por lo que se refiere a la distribución, la razón de asimetría fue de 0,164 (error típico 0,383). El test de Shapiro-Wilk ofreció un resultado de 0,981 no significativo por lo que la distribución fue considerada normal.

La Figura 5-69 muestra la distribución de frecuencias de talla al nacer para varones de 34 semanas. Se aprecia una distribución gaussiana con un valor extremo por la derecha de 51,50 cm.

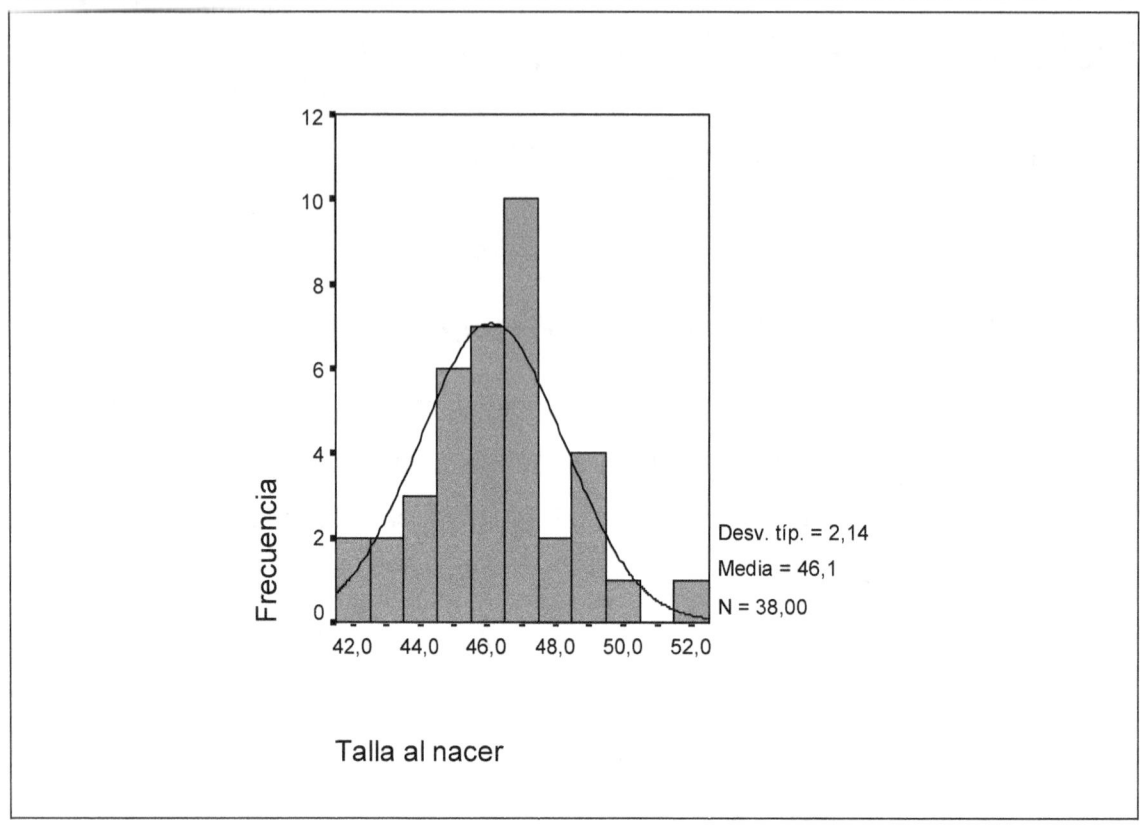

Figura 5-69.- Talla al nacer en cm en varones de 34 semanas de gestación: distribución de frecuencias

La Figura 5-70 muestra un gráfico Q-Q normal para la talla al nacer en varones de 34 semanas. Como se puede apreciar, los valores se concentran en torno a una recta por lo que se puede considerar que la muestra obtenida sigue una distribución normal, aunque se ve que el dato 51,5 se aparta de la tendencia central, por lo el cálculo de percentiles se realizó excluyendo dicho dato.

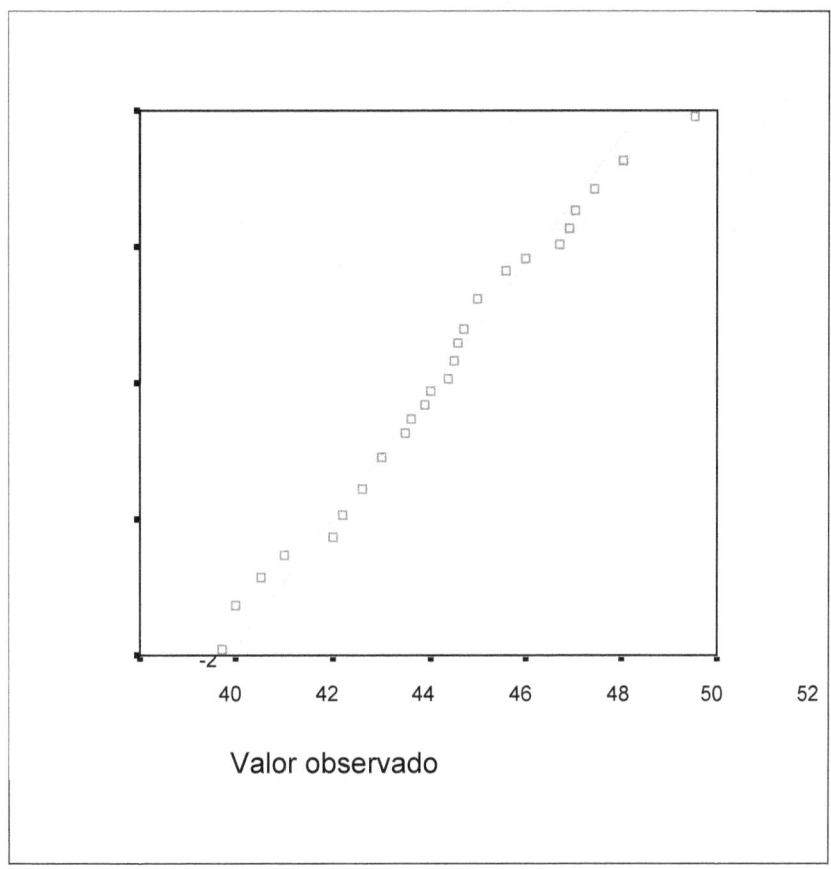

Figura 5-70 Talla al nacer en varones de 34 semanas

5.5.1.1.2   Percentiles

En la Tabla 5-34 se muestran los percentiles de talla al nacer en varones de 34 semanas de edad gestacional.

Percentiles	Talla al nacer en cm
5	41,97
10	42,9
25	44,8
50	46
75	47
90	48,92
95	49,46

Tabla 5-34.- Percentiles de talla al nacer: varones de 34 semanas de gestación.

5.5.1.2 Mujeres

5.5.1.2.1   Frecuencia y distribución de la muestra

Se analizaron los datos de 40 mujeres recién nacidas de 34 semanas. La talla media fue de 43,91 cm, con un intervalo de confianza para el 95% de 43,16 a 44,67 y una desviación estándar de 2,36. El valor mínimo obtenido fue de 38,8 cm y el máximo 49,80 cm.

Por lo que se refiere a la distribución, la razón de asimetría fue de -0,248 (error típico 0,374). El test de Shapiro-Wilk ofreció un resultado de 0,97, no significativo (p=0,35) por lo que la distribución fue considerada normal.

La Figura 5-71 muestra la distribución de frecuencias de talla al nacer para mujeres de 34 semanas. Se aprecia una distribución gaussiana con un valor extremo por la derecha de 49,8 cm.

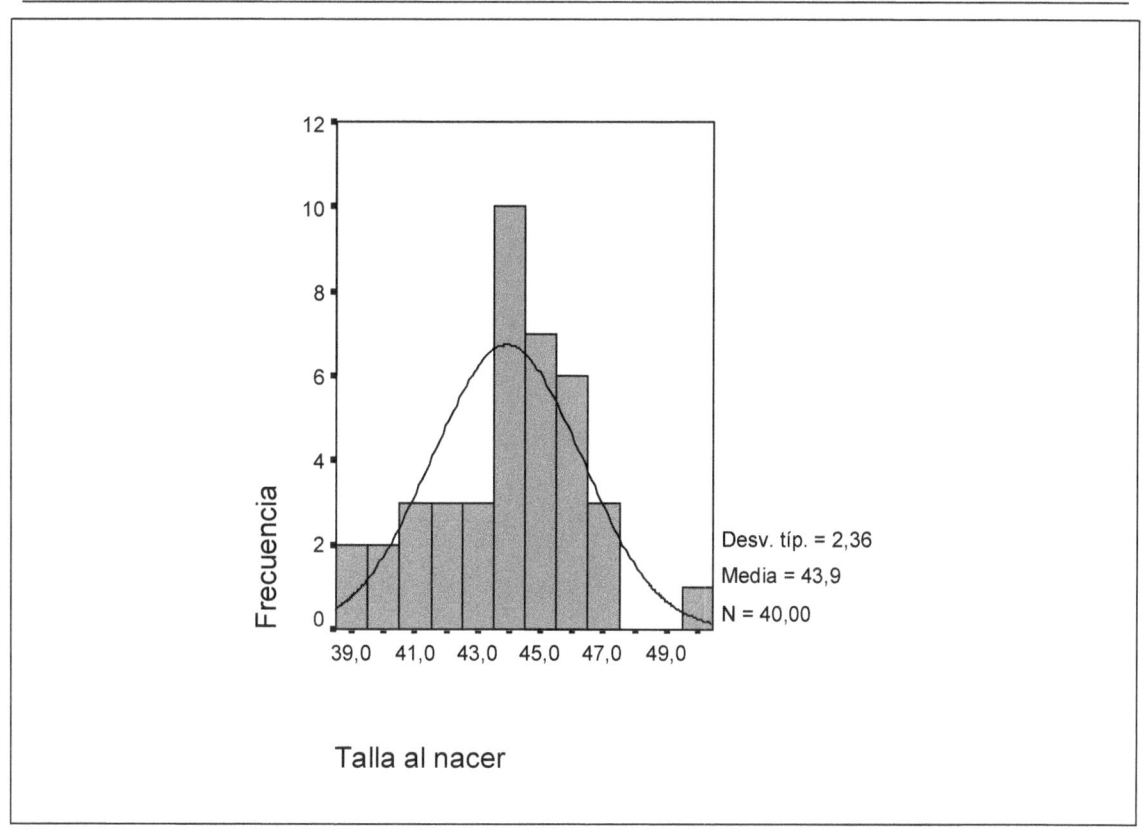

Figura 5-71.- Talla al nacer en mujeres de 34 semanas de gestación: distribución de frecuencias

La Figura 5-72 muestra un gráfico Q-Q normal para la talla al nacer en mujeres de 34 semanas. Como se puede apreciar, los valores se concentran en torno a una recta por lo que se puede considerar que la muestra obtenida sigue una distribución normal, aunque se ve que el dato 49,8 se aparta de la tendencia central, por lo que el cálculo de percentiles se realizó excluyendo dicho dato.

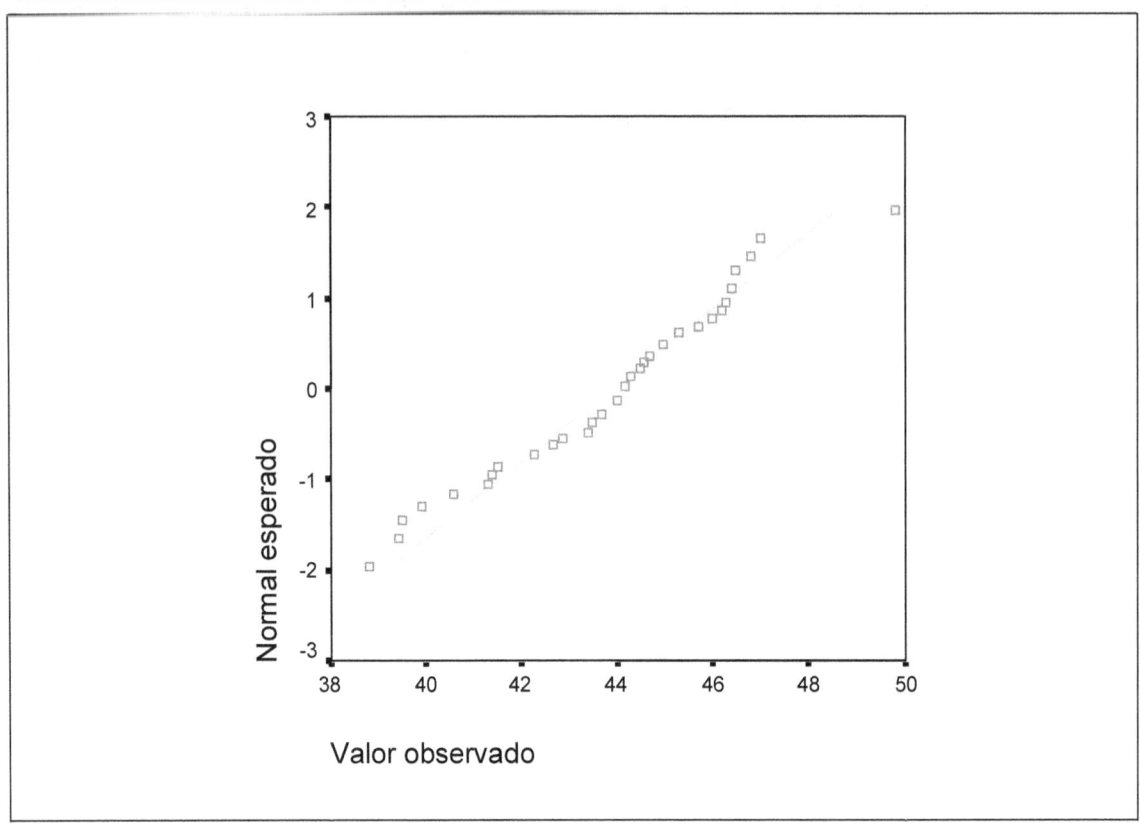

Figura 5-72 Talla al nacer en mujeres de 34 semanas

5.5.1.2.2   Percentiles

En la Tabla 5-35 se muestran los percentiles de talla al nacer en mujeres de 34 semanas de edad gestacional.

Percentiles	Talla al nacer en cm
5	39,4
10	39,90
25	42,30
50	44
75	45,30
90	46,40
95	46,80

Tabla 5-35.- Percentiles de talla al nacer: mujeres de 34 semanas de gestación.

5.5.2 Talla al nacer a las 35 semanas de gestación

5.5.2.1 Varones

5.5.2.1.1   Frecuencia y distribución de la muestra

Se analizaron los datos de 68 recién nacidos varones de 35 semanas de edad gestacional. La talla media fue de 46,50 cm, con un intervalo de confianza para el 95% de 45,90 a 47,10 y una desviación estándar de 2,46. El valor mínimo obtenido fue de 40 cm y el máximo de 52 cm.

Por lo que se refiere a la distribución, la razón de asimetría fue de -0,144 (error típico 0,291). El test de Shapiro-Wilk ofreció un resultado de 0,994 no significativo por lo que la distribución fue considerada normal.

La Figura 5-73 muestra la distribución de frecuencias de talla al nacer para varones de 35 semanas.

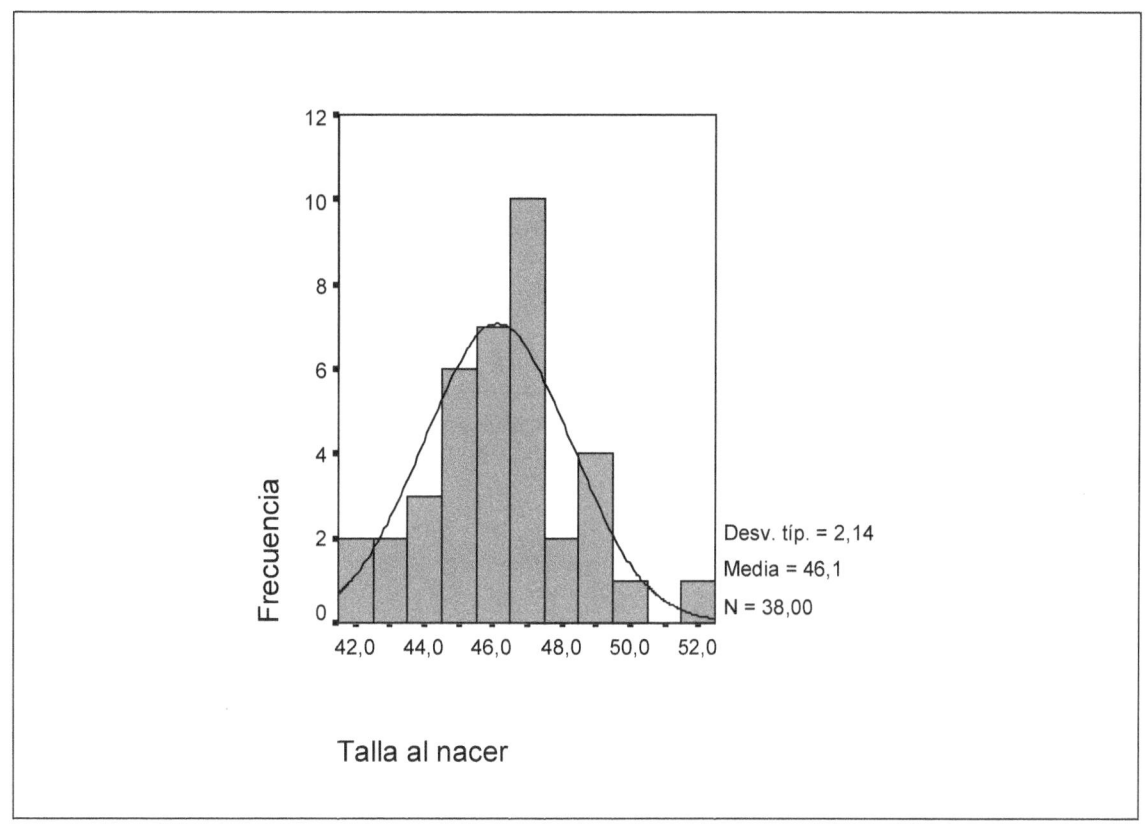

Figura 5-73.- Talla al nacer en cm en varones de 35 semanas de gestación: distribución de frecuencias

La Figura 5-74 muestra un gráfico Q-Q normal para la talla al nacer en varones de 35 semanas. Como se puede apreciar, los valores se concentran en torno a una recta por lo que se puede considerar que la muestra obtenida sigue una distribución normal, aunque se ve que el dato 51,5 se aparta de la tendencia central, por lo el cálculo de percentiles se realizó excluyendo dicho dato.

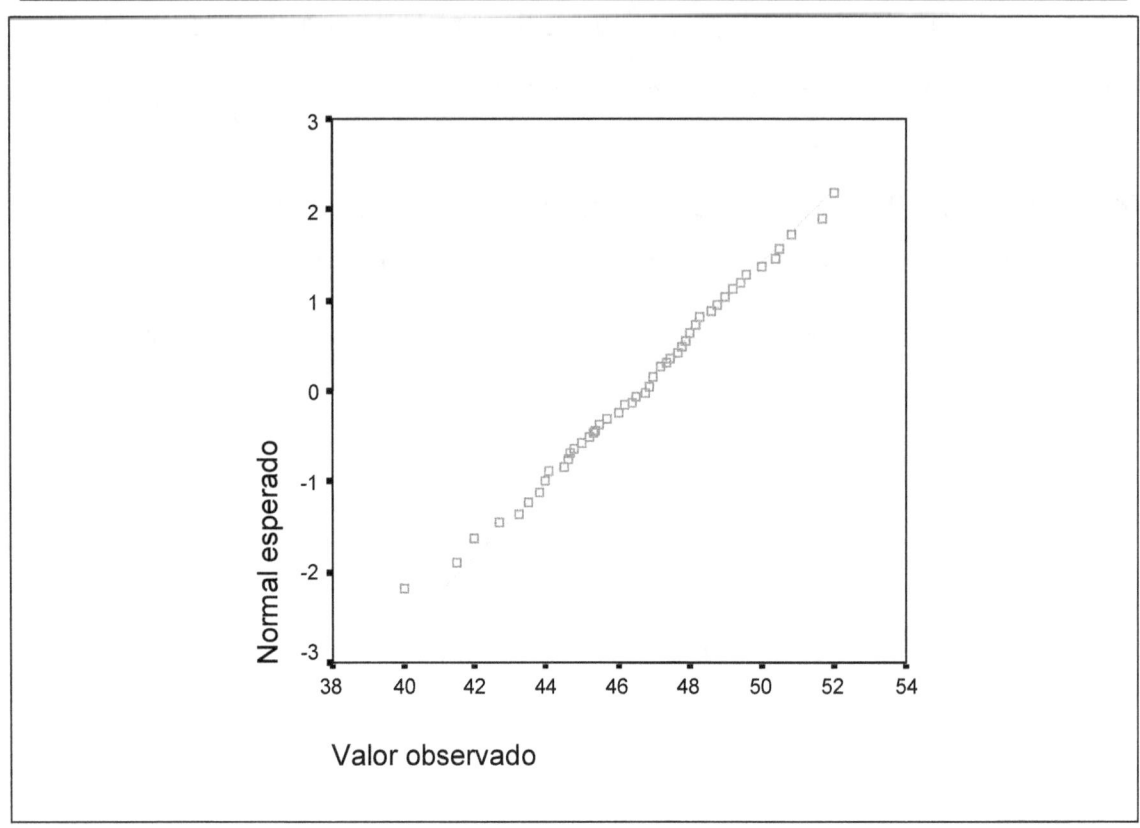

Figura 5-74 Talla al nacer en varones de 35 semanas

5.5.2.1.2 *Percentiles*

En la Tabla 5-36 se muestran los percentiles de talla al nacer en varones de 35 semanas de edad gestacional.

Percentiles	Talla al nacer en cm
5	42
10	43,47
25	44,72
50	46,85
75	48
90	49,64
95	50,66

Tabla 5-36.- Percentiles de talla al nacer: varones de 35 semanas de gestación.

5.5.2.2 Mujeres

5.5.2.2.1   Frecuencia y distribución de la muestra

Se analizaron los datos de 48 mujeres recién nacidas de 35 semanas. La talla media fue de 46,18 cm, con un intervalo de confianza para el 95% de 45,37 a 46,99 y una desviación estándar de 2,77. El valor mínimo obtenido fue de 35 cm y el máximo 51 cm.

Por lo que se refiere a la distribución, la razón de asimetría fue de -1,5 (error típico 0,343). El test de Shapiro-Wilk ofreció un resultado de 0,89, significativo (p<0,01) por lo que la distribución no pudo considerarse normal.l.

La Figura 5-75 muestra la distribución de frecuencias de talla al nacer para mujeres de 35 semanas. Se aprecia una distribución gaussiana pero claramente lateralizada a la derecha como consecuencia de un valor mínimo de 35 cm que se aparta notablemente de la tendencia central.

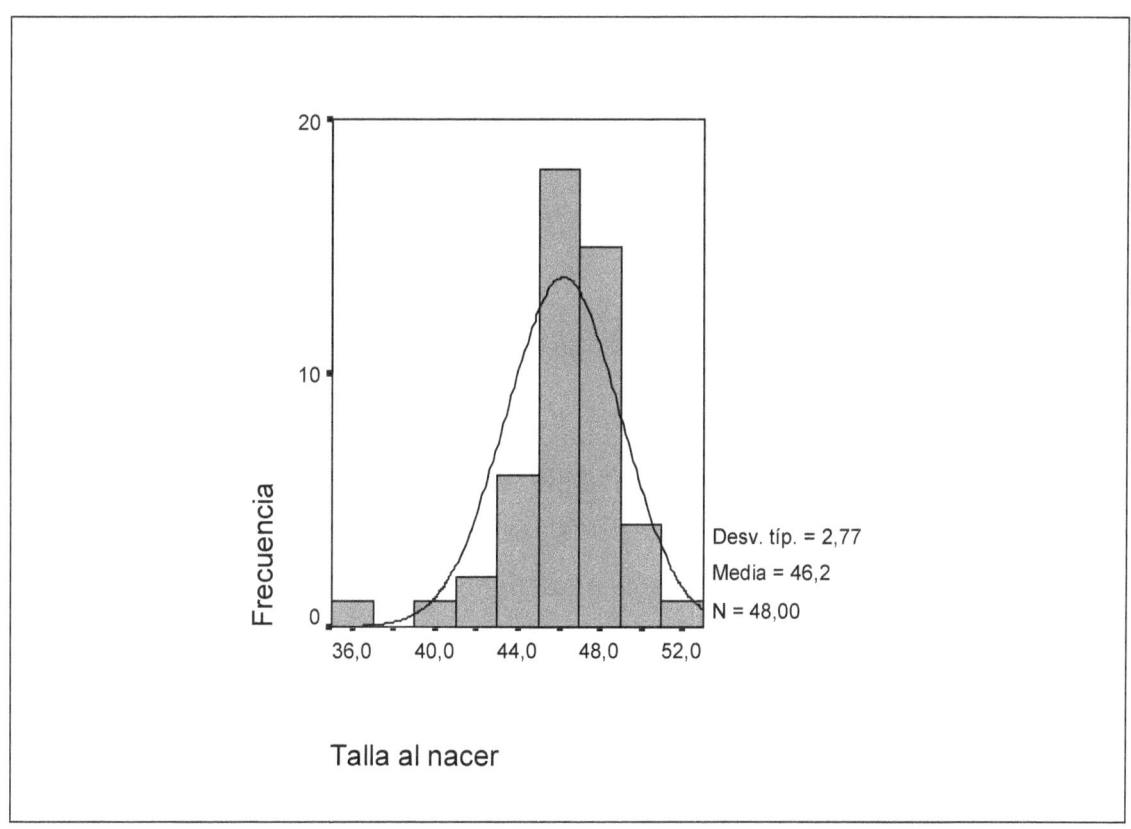

Figura 5-75.- Talla al nacer en cm en mujeres de 35 semanas de gestación: distribución de frecuencias

La Figura 5-76 muestra un gráfico Q-Q normal para la talla al nacer en mujeres de 35 semanas. Como se puede apreciar, los valores se concentran en torno a una recta pero existen dos valores mínimos inesperados.

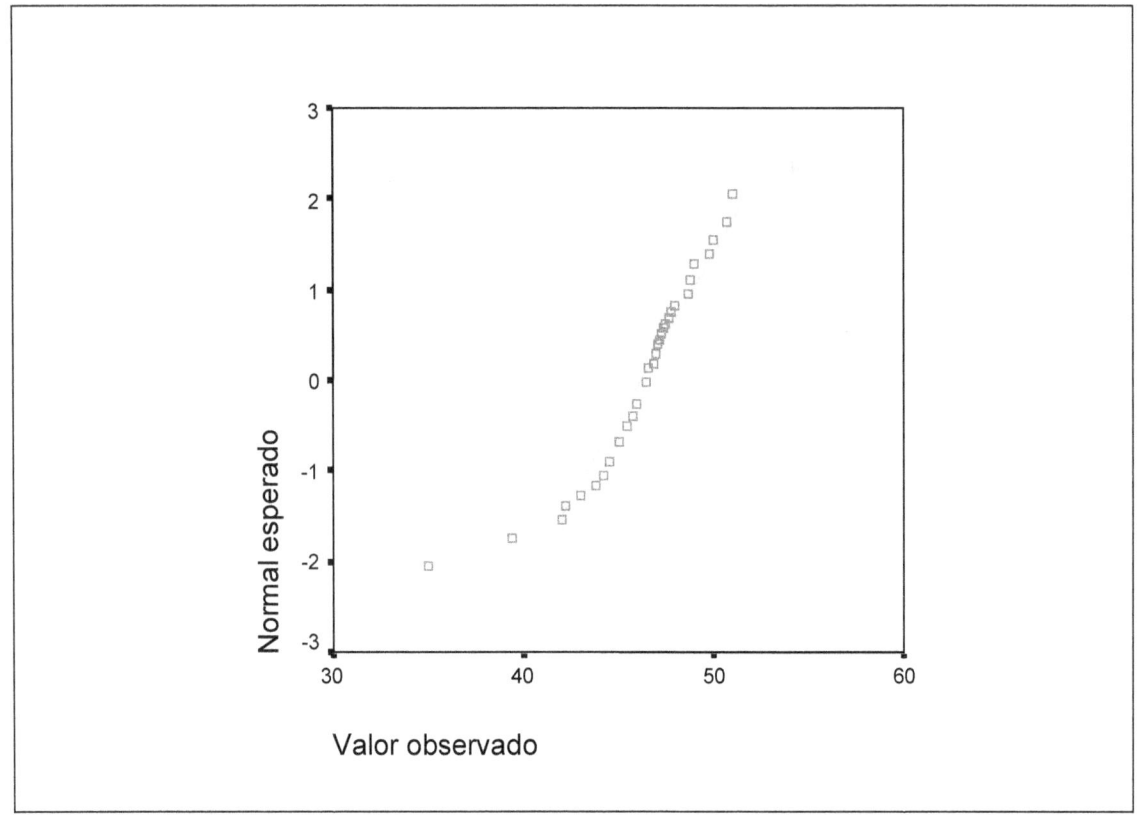

Figura 5-76 Talla al nacer en mujeres de 35 semanas

Debido a estas observaciones, se decidió eliminar aquellos valores considerados *muy alejados* de la tendencia central siguiendo para ello la metodología descrita en el apartado Material y método (ver apartado 4.7). El límite inferior resultó ser de 37,2 cm (siguiendo la fórmula *bisagra más baja – 2 x (rango intercuartil)*). Según estos cálculos sólo un valor tuvo que ser excluido del análisis (el valór inferior de 35 cm).

Una vez excluido este valor, se recalculó la talla media resultando ser de 46,42 cm con un intervalo de confianza para el 95 % de 45,76 a 47,08 cm. El test de Shapiro-Wilk realizado a posteriori no resultó significativo con lo que se comprobó que la muestra así obtenida seguía una distribución normal.

5.5.2.2.2 *Percentiles*

En la Tabla 5-37 se muestran los percentiles de talla al nacer en mujeres de 35 semanas de edad gestacional una vez excluidos los *outliers*.

Percentiles	Talla al nacer en cm
5	42,08
10	43,64
25	45
50	46,50
75	47,7
90	49,16
95	50,42

Tabla 5-37.- Percentiles de talla al nacer: mujeres de 35 semanas de gestación.

5.5.3 Talla al nacer a las 36 semanas de gestación

5.5.3.1 Varones

5.5.3.1.1 *Frecuencia y distribución de la muestra*

Se analizaron los datos de 108 recién nacidos varones de 36 semanas de edad gestacional en el momento del nacimiento. La talla media fue de 47,09 cm, con un intervalo de confianza para el 95% de 46,69 a 47,50 y una desviación estándar de 2,12. El valor mínimo obtenido fue de 41 cm y el máximo de 53 cm.

Por lo que se refiere a la distribución, la razón de asimetría fue de -0,401 (error típico 0,233). El test de Shapiro-Wilk ofreció un resultado de 0,982, no significativo, por lo que la distribución fue considerada normal.

La Figura 5-77 muestra la distribución de frecuencias de talla al nacer para varones de 36 semanas. Se aprecia una distribución gaussiana.

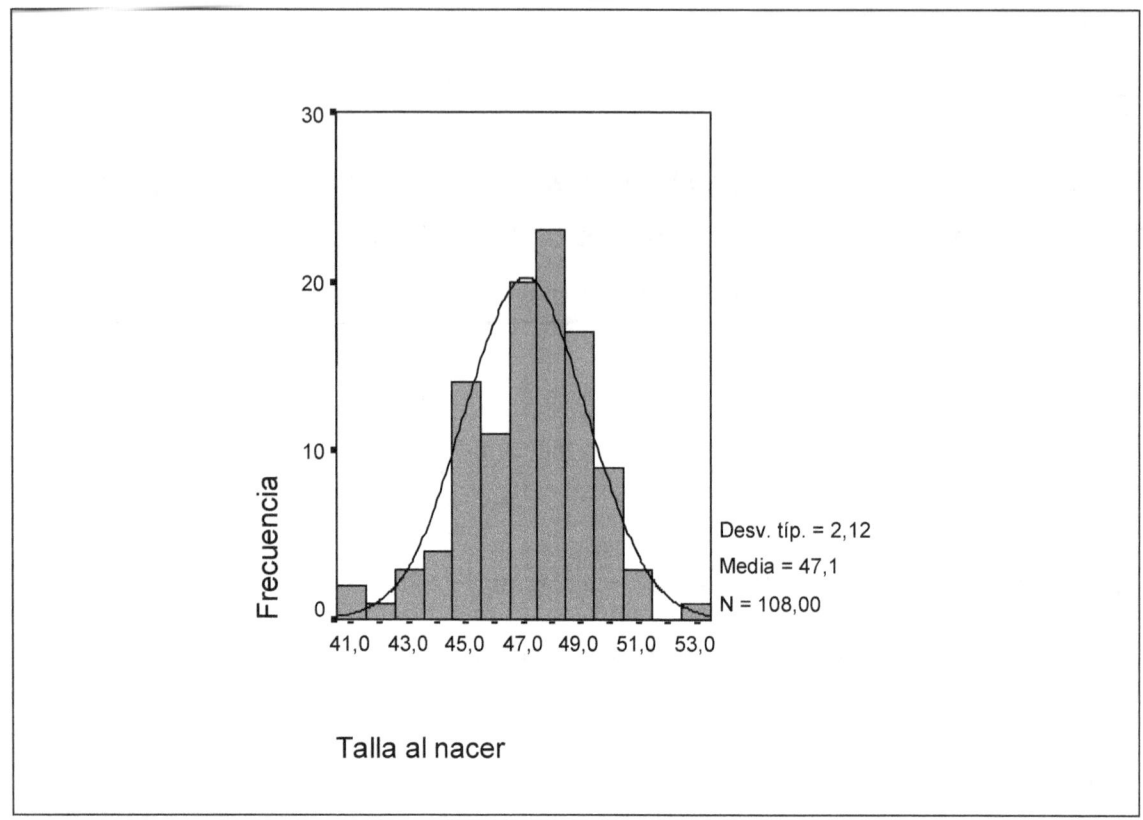

Figura 5-77.- Talla al nacer en cm en varones de 36 semanas de gestación: distribución de frecuencias

La Figura 5-78 muestra un gráfico Q-Q normal para la talla al nacer en varones de 36 semanas. Como se puede apreciar, los valores se concentran en torno a una recta por lo que se puede considerar que la muestra obtenida sigue una distribución normal, algunos casos se apartan significativamente de la tendencia central. Por ello, realizamos un cálculo para eliminar valores *outliers* siguiendo la metodología descrita con anterioridad. Según dicho cálculo (bisagra de Tukey más baja – 2 x (rango intercuartil)) el límite inferior para dicha muestra resultó ser de 36,9 y el superior de 57,2 por lo que ningún valor fue excluido del análisis.

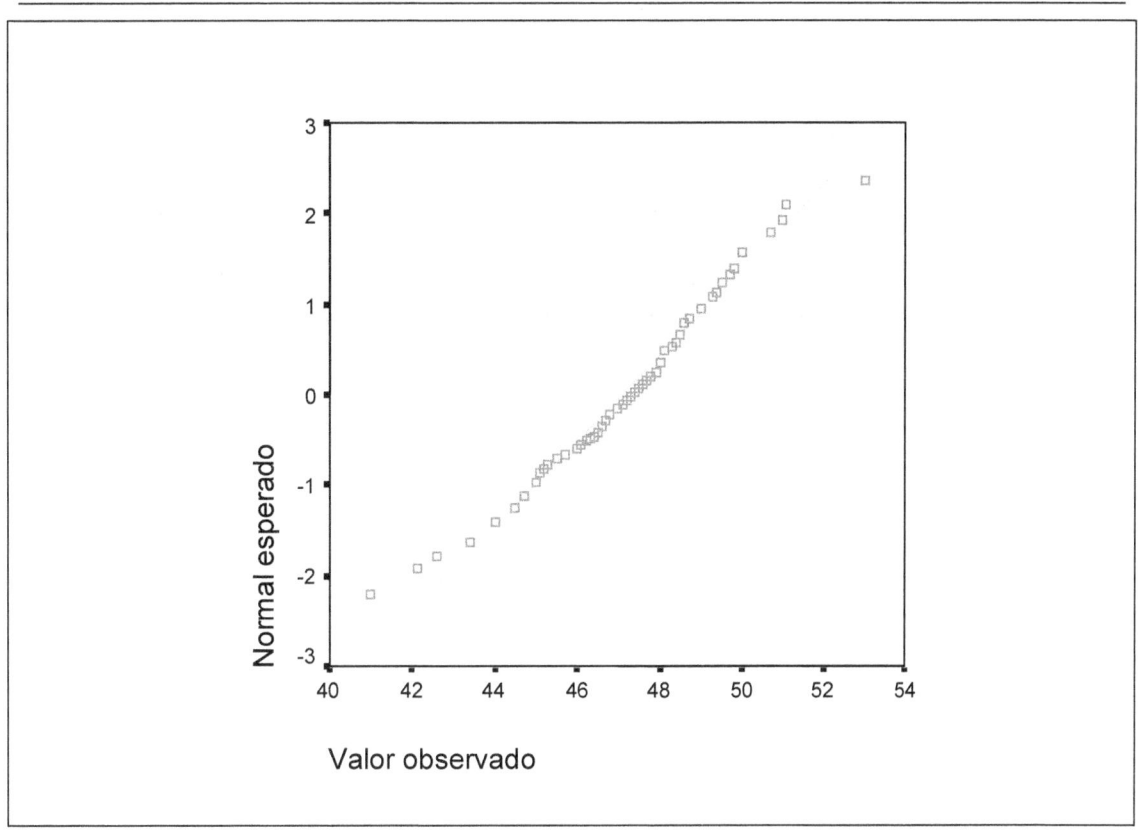

Figura 5-78 Talla al nacer en varones de 36 semanas

5.5.3.1.2   *Percentiles*

En la Tabla 5-38 se muestran los percentiles de talla al nacer en varones de 36 semanas de edad gestacional.

Percentiles	Talla al nacer en cm
5	43,4
10	44,45
25	45,55
50	47,35
75	48,5
90	49,52
95	50

Tabla 5-38.- Percentiles de talla al nacer: varones de 36 semanas de gestación.

5.5.3.2 Mujeres

5.5.3.2.1   Frecuencia y distribución de la muestra

Se analizaron los datos de 80 mujeres recién nacidas de 36 semanas. La talla media fue de 46,88 cm, con un intervalo de confianza para el 95% de 46,32 a 47,43 cm y una desviación estándar de 2,49. El valor mínimo obtenido fue de 41 cm y el máximo 54,2 cm.

Por lo que se refiere a la distribución, la razón de asimetría fue de -1,5 (error típico 0,343). El test de Shapiro-Wilk ofreció un resultado de 0,993, no significativo, por lo que la distribución se consideró normal.

La Figura 5-79 muestra la distribución de frecuencias de talla al nacer para mujeres de 36 semanas. Se aprecia una distribución gaussiana.

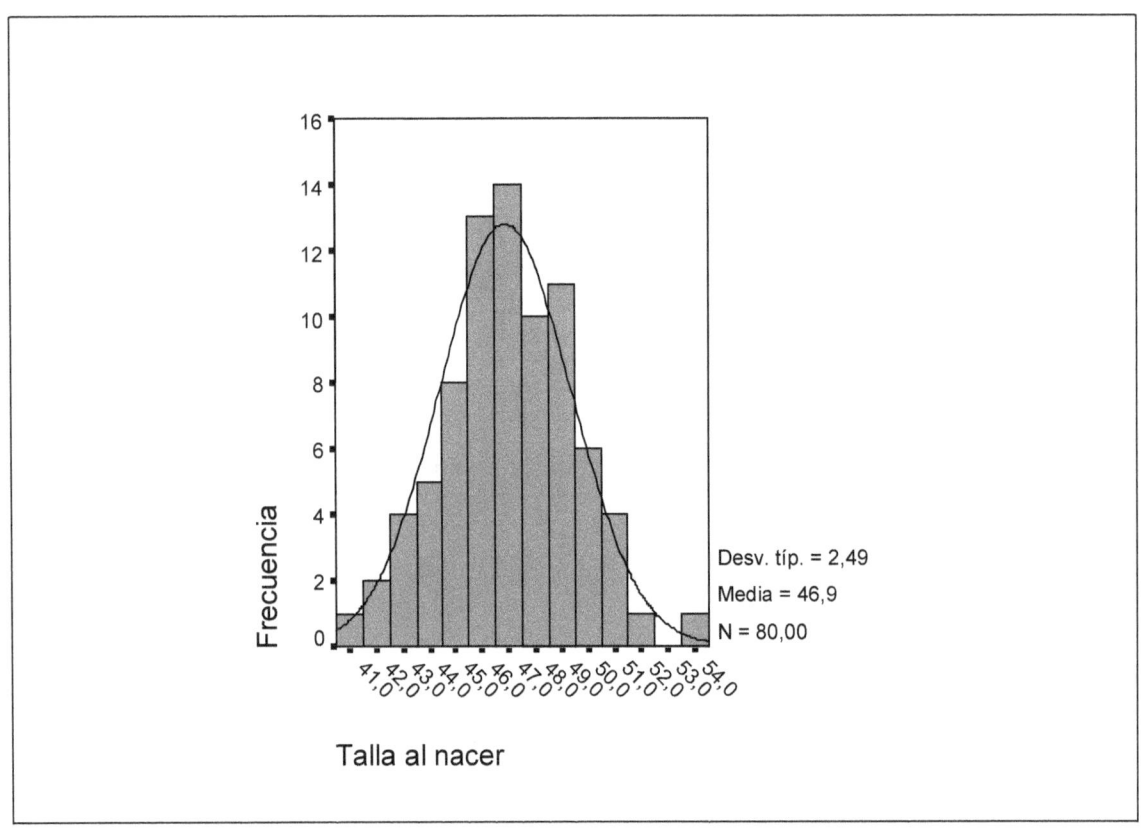

Figura 5-79.- Talla al nacer en cm en mujeres de 36 semanas de gestación: distribución de frecuencias

La Figura 5-80 muestra un gráfico Q-Q normal para la talla al nacer en mujeres de 36 semanas. Como se puede apreciar, los valores se concentran en torno a una recta con un valor máximo que se aleja de la tendencia central. Debido a esta observación realizamos un cálculo para excluir posibles valores *outliers*. El valor máximo obtenido según la fórmula anteriormente descrita (Bisagra de Tukey más alta + 2 x rango intercuartil) resultó ser de 58,4 cm por lo que no fue preciso prescindir de ningún dato para realizar el análisis

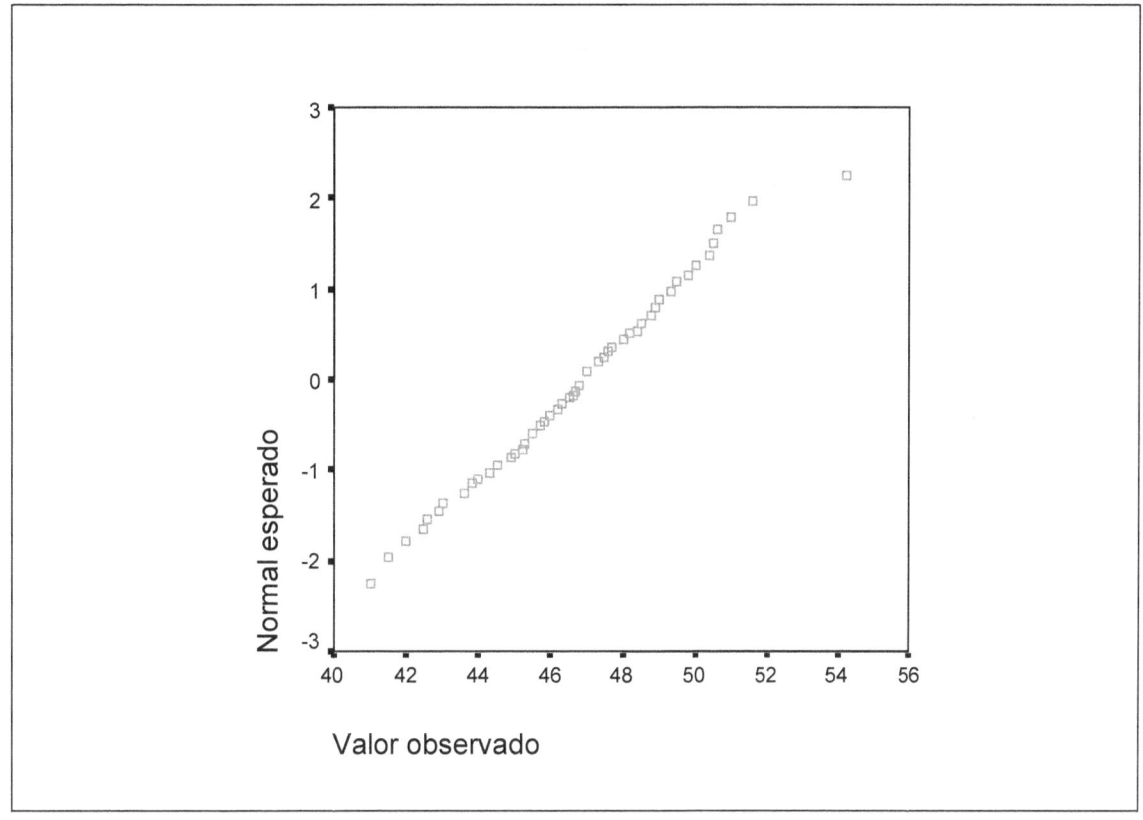

Figura 5-80 Talla al nacer en mujeres de 36 semanas

5.5.3.2.2   *Percentiles*

En la Tabla 5-39 se muestran los percentiles de talla al nacer en mujeres de 36 semanas de edad gestacional una vez excluidos los *outliers*.

Percentiles	Talla al nacer en cm
5	42,50
10	43,60
25	45,35
50	47
75	48,7
90	50
95	50,59

Tabla 5-39.- Percentiles de talla al nacer: mujeres de 36 semanas de gestación.

5.5.4 Talla al nacer a las 37 semanas de gestación

5.5.4.1 Varones

5.5.4.1.1   Frecuencia y distribución de la muestra

Se analizaron los datos de 196 recién nacidos varones de 37 semanas de edad gestacional en el momento del nacimiento. La talla media fue de 48,88 cm, con un intervalo de confianza para el 95% de 48,59 a 49,16 y una desviación estándar de 1,99. El valor mínimo obtenido fue de 43,5 cm y el máximo de 54,4 cm.

Por lo que se refiere a la distribución, la razón de asimetría fue de 0,142 (error típico 0,174). El test de Shapiro-Wilk ofreció un resultado de 0,992, no significativo, por lo que la distribución fue considerada normal.

La Figura 5-81 muestra la distribución de frecuencias de talla al nacer para varones de 37 semanas. Se aprecia una distribución gaussiana.

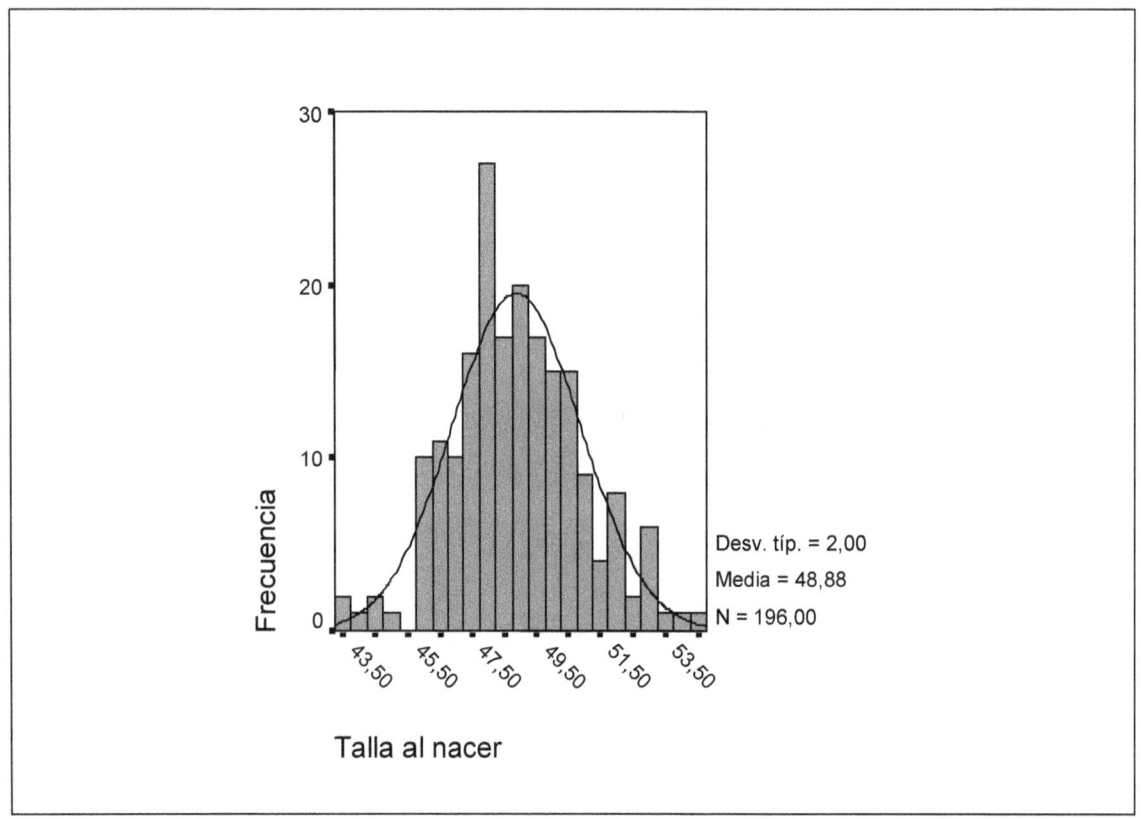

Figura 5-81.- Talla al nacer en cm en varones de 37 semanas de gestación: distribución de frecuencias

La Figura 5-82 muestra un gráfico Q-Q normal para la talla al nacer en varones de 37 semanas. Como se puede apreciar, los valores se concentran en torno a una recta por lo que se puede considerar que la muestra obtenida sigue una distribución normal.

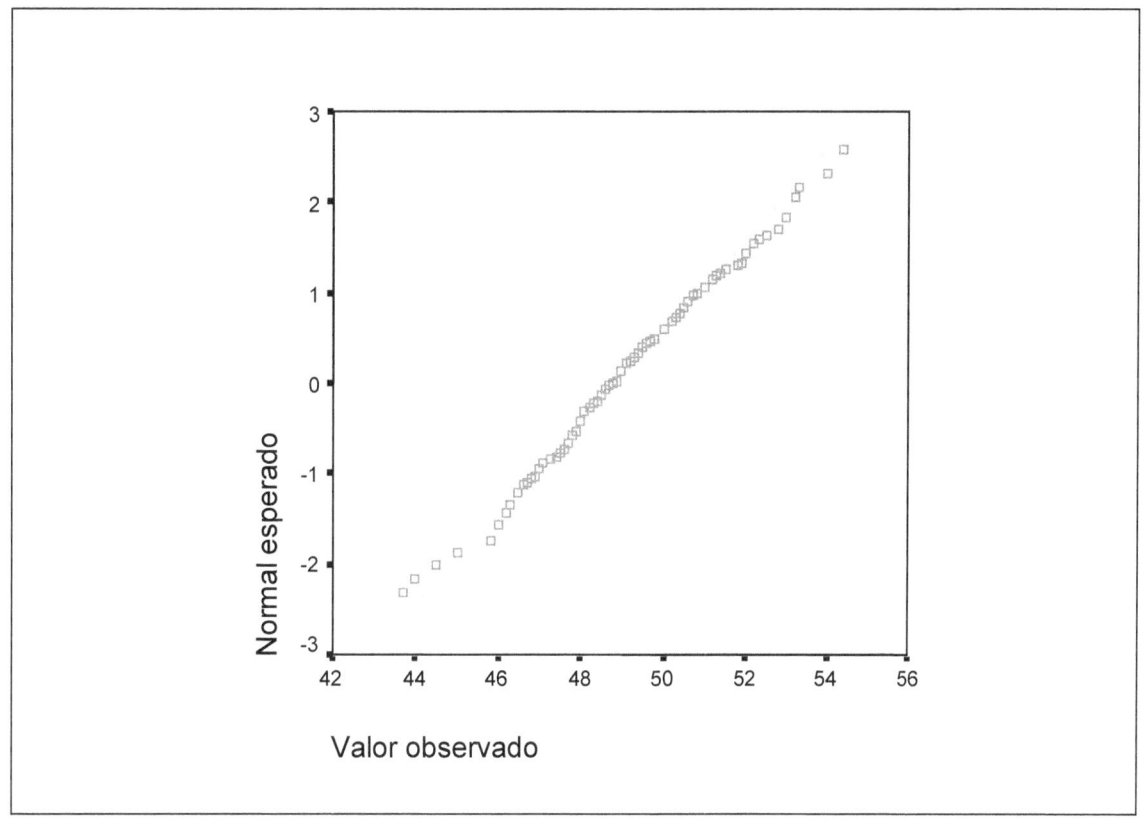

Figura 5-82 Talla al nacer en varones de 37 semanas

5.5.4.1.2   *Percentiles*

En la Tabla 5-40 se muestran los percentiles de talla al nacer en varones de 37 semanas de edad gestacional.

Percentiles	Talla al nacer en cm
5	45,97
10	46,50
25	47,7
50	48,8
75	50
90	51,59
95	52,54

Tabla 5-40.- Percentiles de talla al nacer: varones de 37 semanas de gestación.

5.5.4.2 Mujeres

5.5.4.2.1   *Frecuencia y distribución de la muestra*

Se analizaron los datos de 189 mujeres recién nacidas de 37 semanas. La talla media fue de 47,81 cm, con un intervalo de confianza para el 95% de 47,51 a 48,12 cm y una desviación estándar de 2,15. El valor mínimo obtenido fue de 43 cm y el máximo 53,7 cm.

Por lo que se refiere a la distribución, la razón de asimetría fue de -0,102 (error típico 0,177). El test de Shapiro-Wilk ofreció un resultado de 0,990 no significativo, por lo que la distribución se consideró normal.

La Figura 5-83 muestra la distribución de frecuencias de talla al nacer para mujeres de 36 semanas. Se aprecia una distribución gaussiana.

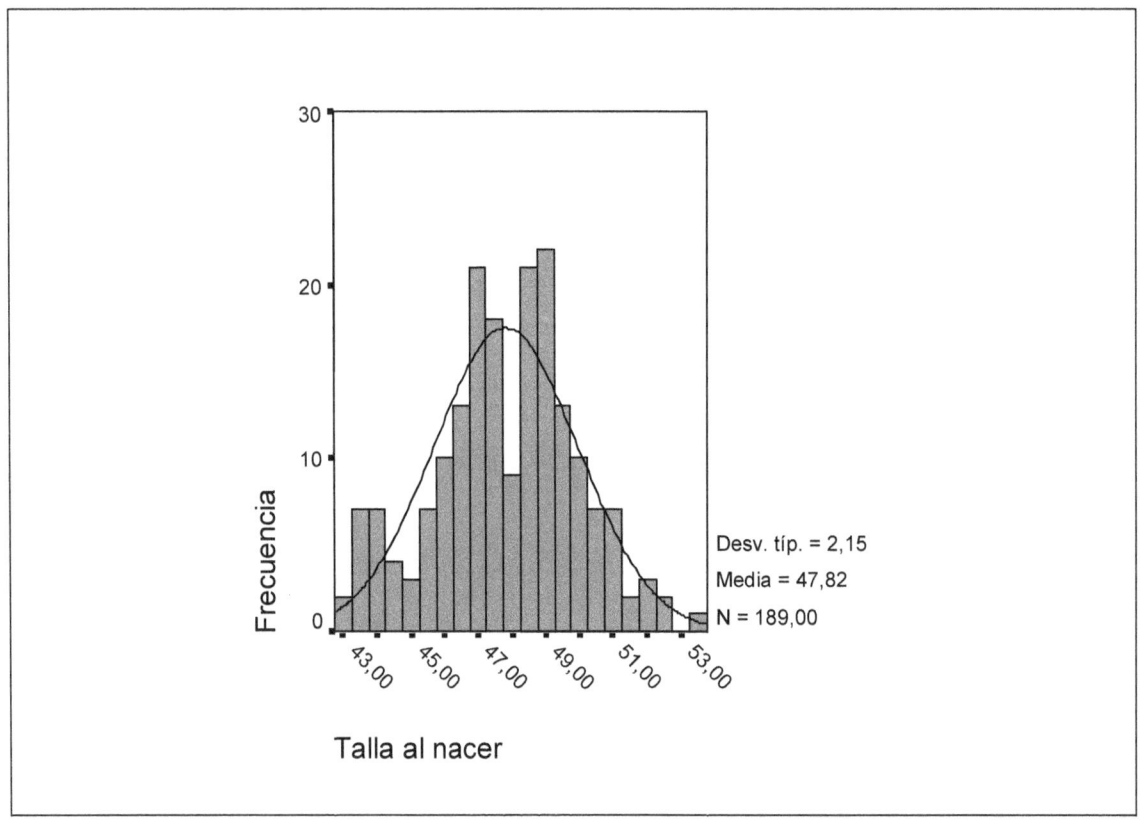

Figura 5-83.- Talla al nacer en cm en mujeres de 37 semanas de gestación: distribución de frecuencias

La Figura 5-84 muestra un gráfico Q-Q normal para la talla al nacer en mujeres de 37 semanas. Como se puede apreciar, los valores se concentran en torno a una recta.

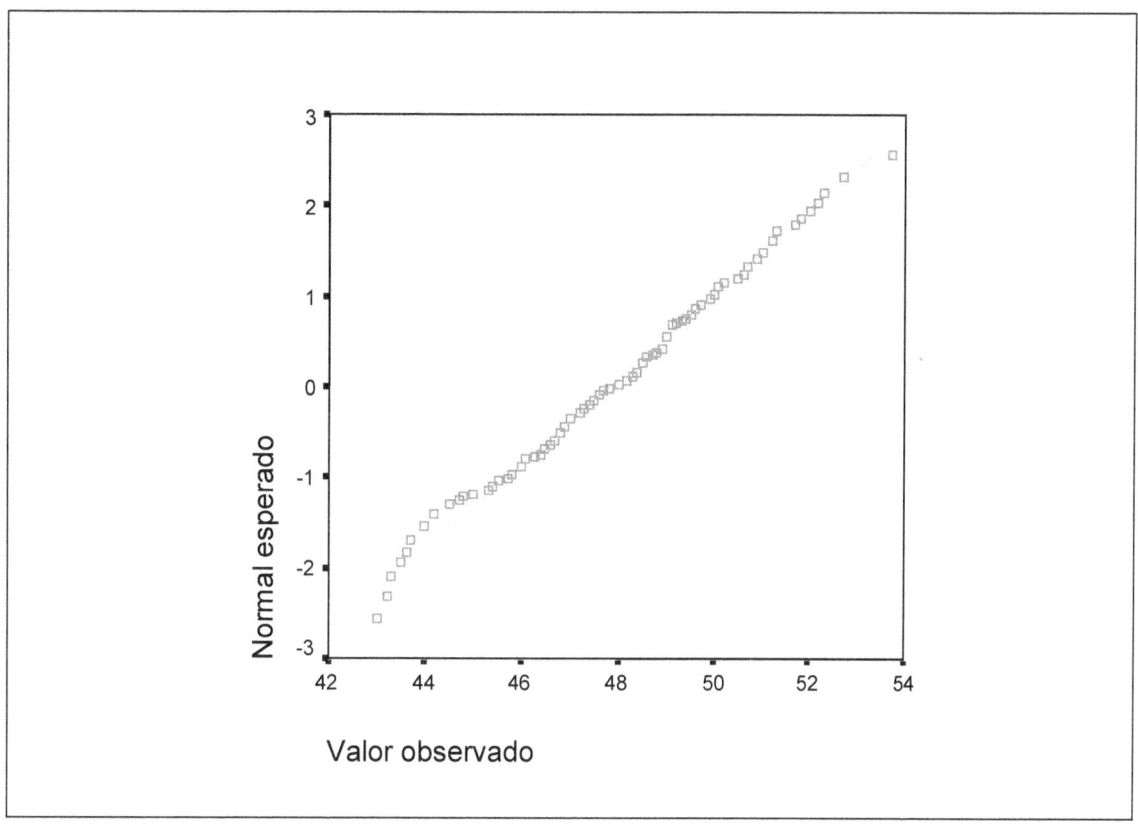

Valor observado

Figura 5-84 Talla al nacer en mujeres de 37 semanas

5.5.4.2.2 Percentiles

En la Tabla 5-41 se muestran los percentiles de talla al nacer en mujeres de 37 semanas.

Percentiles	Talla al nacer en cm
5	43,85
10	44,5
25	46,5
50	48
75	49,05
90	50,7
95	51,2

Tabla 5-41.- Percentiles de talla al nacer: mujeres de 37 semanas de gestación.

5.5.5 Talla al nacer a las 38 semanas de gestación

5.5.5.1 Varones

5.5.5.1.1   *Frecuencia y distribución de la muestra*

Se analizaron los datos de 400 recién nacidos varones de 38 semanas de edad gestacional en el momento del nacimiento. La talla media fue de 49,56 cm, con un intervalo de confianza para el 95% de 49,36 a 49,76 y una desviación estándar de 2,03. El valor mínimo obtenido fue de 40,6 cm y el máximo de 54,5 cm.

Por lo que se refiere a la distribución, la razón de asimetría fue de -0,471 (error típico 0,122). El test de Shapiro-Wilk ofreció un resultado de 0,984, estadísticamente significativo (p<0,01), por lo que la distribución fue considerada normal.

La Figura 5-85 muestra la distribución de frecuencias de talla al nacer para varones de 38 semanas. Se aprecia una distribución gaussiana, pero lateralizada a la derecha como consecuencia de una prolongación de la curva en los valores mínimos..

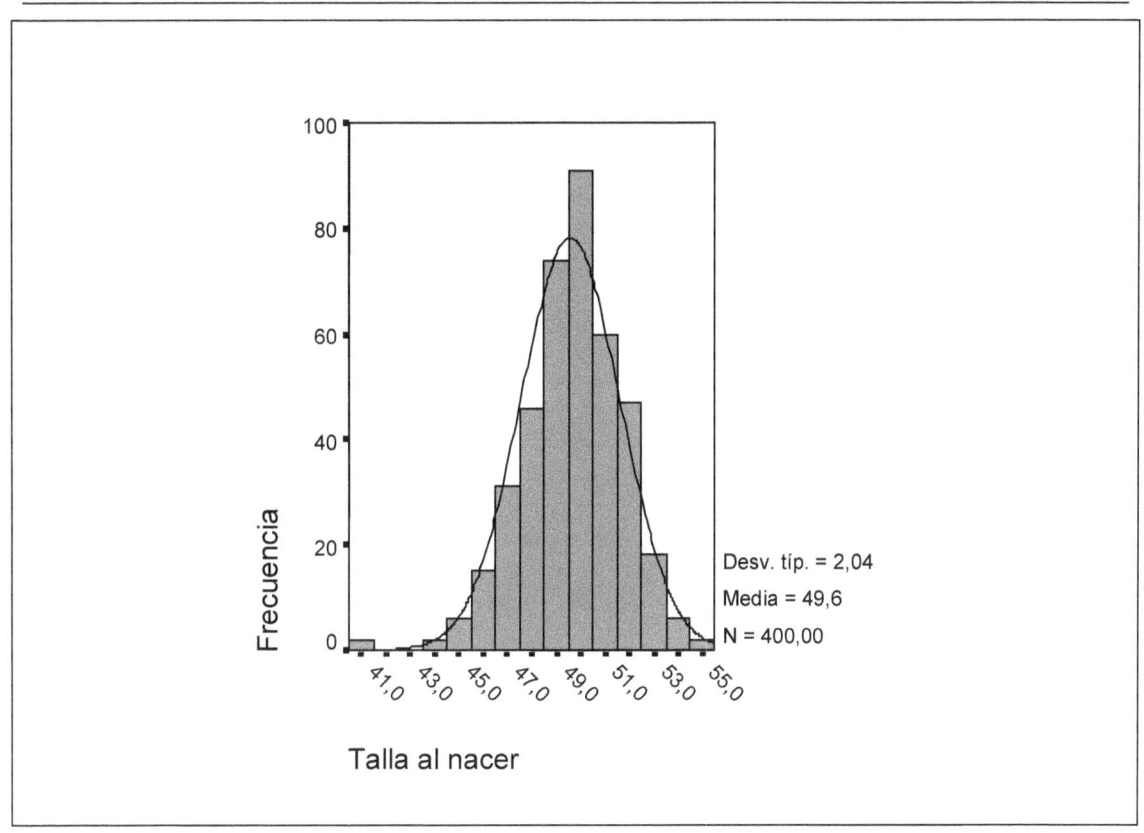

Figura 5-85.- Talla al nacer en cm en varones de 38 semanas de gestación: distribución de frecuencias

La Figura 5-86 muestra un gráfico Q-Q normal para la talla al nacer en varones de 38 semanas. Como se puede apreciar, los valores se concentran en torno a una recta, pero se aprecia la presencia de 2 valores mínimos que se alejan notablemente de la tendencia central. Debido a esta observación, se realizó un cálculo del valor mínimo según la metodología de Tukey descrita anteriormente. El valor mínimo obtenido (según la fórmula *Bisagra inferior – 2 x (1,5 x rango intercuartil)*) resultó ser de 40,6 por lo que no se consideró la exclusión de ningún valor a la hora de realizar el análisis.

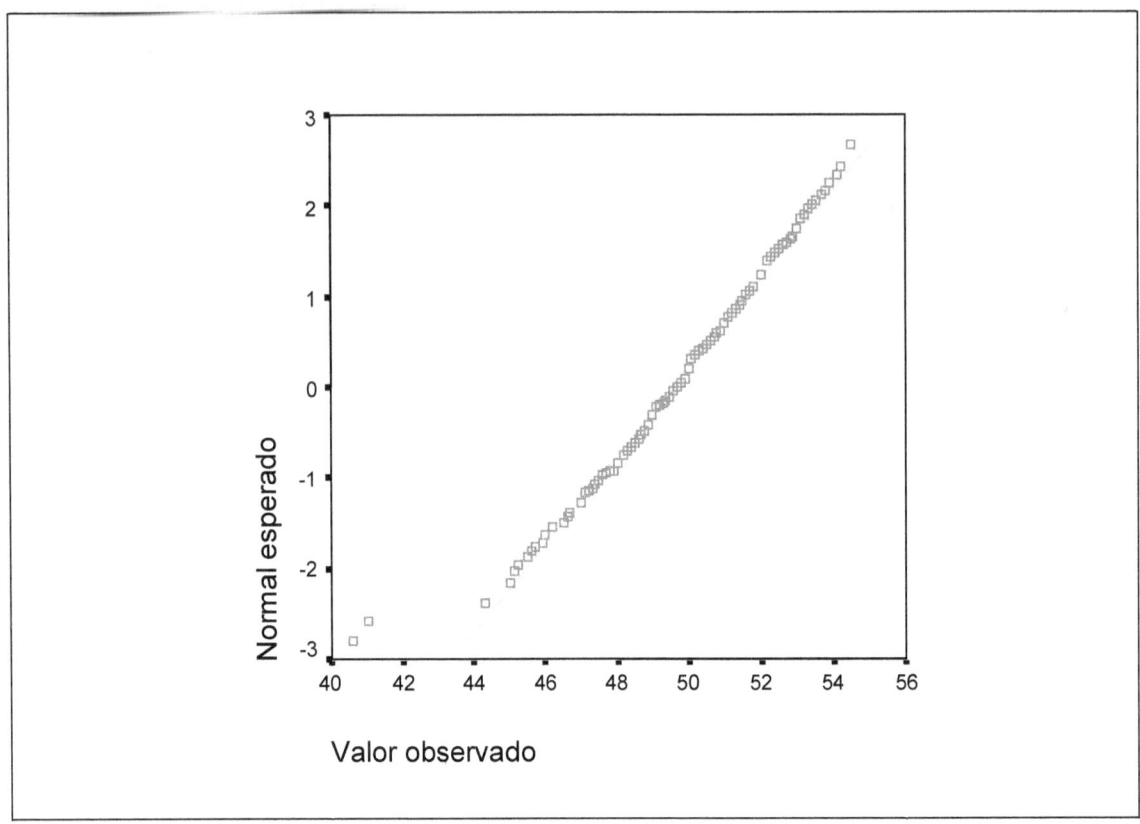

Figura 5-86 Talla al nacer en varones de 38 semanas

5.5.5.1.2   Percentiles

En la Tabla 5-42 se muestran los percentiles de talla al nacer en varones de 38 semanas de edad gestacional.

Percentiles	Talla al nacer en cm
5	46
10	47
25	48,4
50	49,7
75	51
90	52
95	52,89

Tabla 5-42.- Percentiles de talla al nacer: varones de 38 semanas de gestación.

5.5.5.2 Mujeres

5.5.5.2.1 Frecuencia y distribución de la muestra

Se analizaron los datos de 435 mujeres recién nacidas de 38 semanas. La talla media fue de 48,99 cm, con un intervalo de confianza para el 95% de 47,81 a 49,16 cm y una desviación estándar de 1,87. El valor mínimo obtenido fue de 42 cm y el máximo 55 cm.

Por lo que se refiere a la distribución, la razón de asimetría fue de -0,081 (error típico 0,117). El test de Shapiro-Wilk ofreció un resultado de 0,993, estadísticamente significativo (p<0,05), por lo que la distribución no pudo considerarse normal.

La Figura 5-87 muestra la distribución de frecuencias de talla al nacer para mujeres de 38 semanas. Se aprecia una distribución gaussiana, algo lateralizada a la derecha.

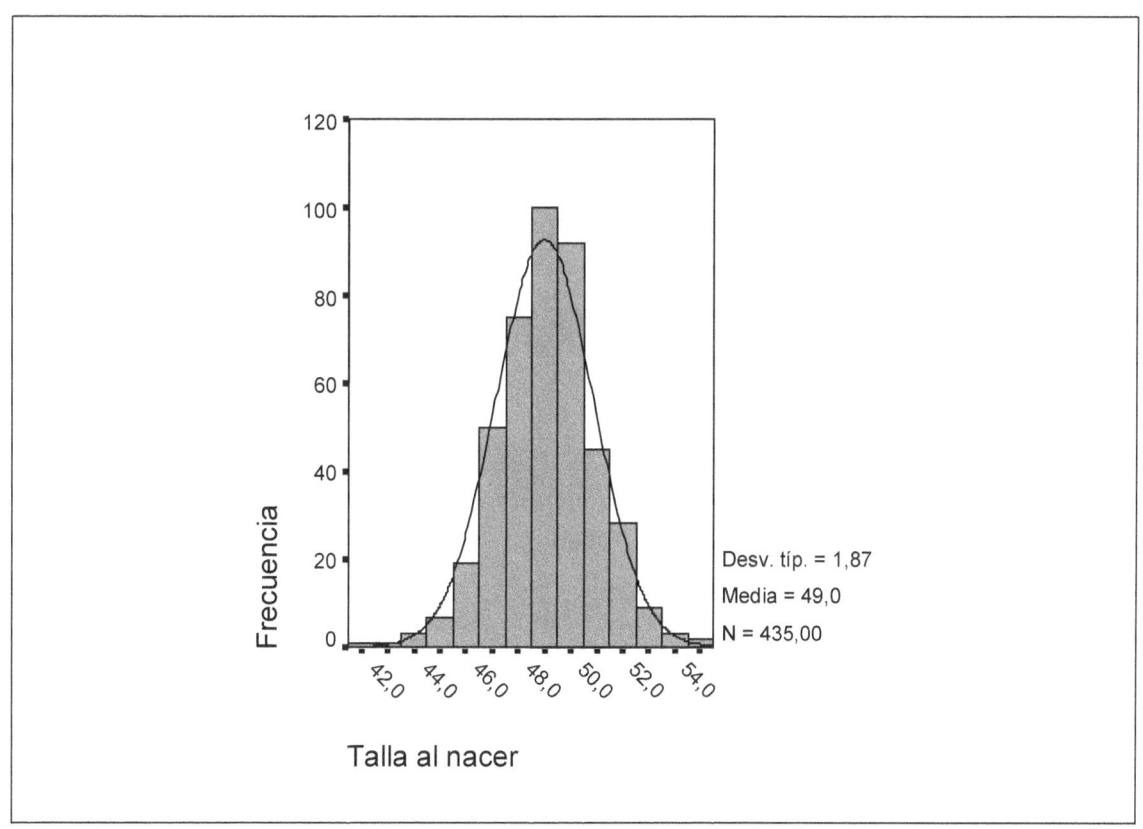

Figura 5-87.- Talla al nacer en cm en mujeres de 38 semanas de gestación: distribución de frecuencias

La Figura 5-88 muestra un gráfico Q-Q normal para la talla al nacer en mujeres de 38 semanas. Como se puede apreciar, los valores se concentran en torno a una recta, con algunos valores alejados de la tendencia central sobre todo en el grupo de valores mínimos. Al objeto de excluir en el cálculo de percentiles posibles valores *outliers* se realizó el cálculo de valores mínimo y máximo según la metodología de Tukey descrita anteriormente. El valor mínimo obtenido fue de 41,5 y el máximo de 56,55 comprobándose que todas las observaciones se encontraban dentro de dichos límites.

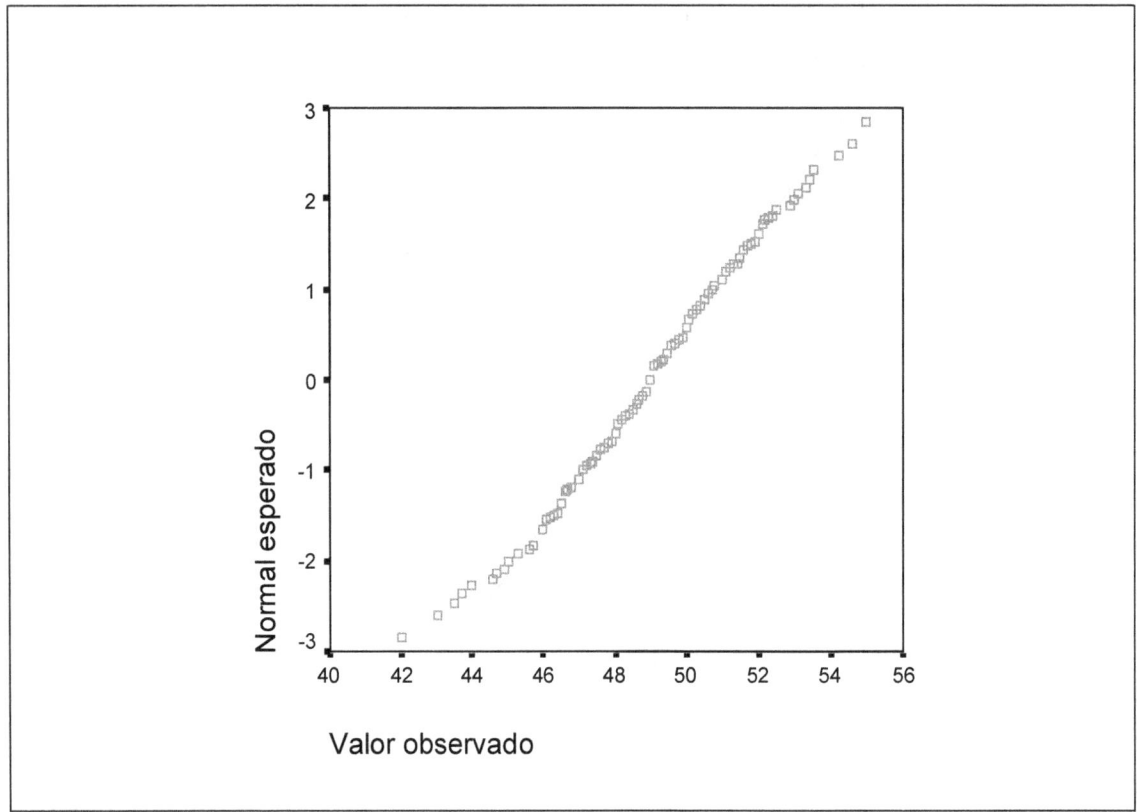

Figura 5-88 Talla al nacer en mujeres de 38 semanas

5.5.5.2.2 *Percentiles*

En la Tabla 5-43 se muestran los percentiles de talla al nacer en mujeres de 38 semanas.

Percentiles	Talla al nacer en cm
5	46
10	46,5
25	47,9
50	49
75	50,1
90	51,34
95	52

Tabla 5-43.- Percentiles de talla al nacer: mujeres de 38 semanas de gestación.

5.5.6 Talla al nacer a las 39 semanas de gestación

5.5.6.1 Varones

5.5.6.1.1 *Frecuencia y distribución de la muestra*

Se analizaron los datos de 756 recién nacidos varones de 39 semanas de edad gestacional en el momento del nacimiento. La talla media fue de 50,45 cm, con un intervalo de confianza para el 95% de 50,31 a 50,58 y una desviación estándar de 1,88. El valor mínimo obtenido fue de 41,5 cm y el máximo de 55,3 cm.

Por lo que se refiere a la distribución, la razón de asimetría fue de -0,365 (error típico 0,089). El test de Shapiro-Wilk ofreció un resultado de 0,988, estadísticamente significativo (p<0,01), por lo que la distribución no pudo ser considerada normal.

La Figura 5-89 muestra la distribución de frecuencias de talla al nacer para varones de 39 semanas. Se aprecia una distribución gaussiana, pero notablemente lateralizada a la derecha como consecuencia de una prolongación de la curva en los valores mínimos.

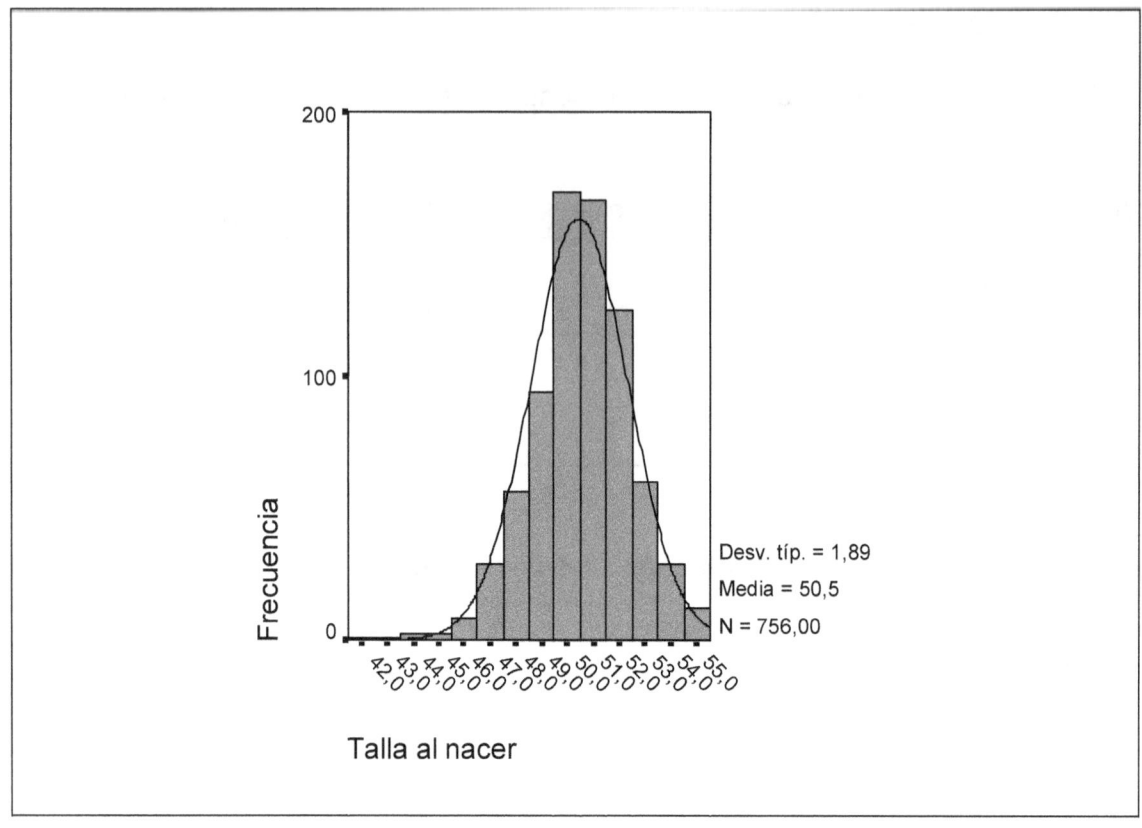

Figura 5-89.- Talla al nacer en cm en varones de 39 semanas de gestación: distribución de frecuencias

La Figura 5-90 muestra un gráfico Q-Q normal para la talla al nacer en varones de 39 semanas. Como se puede ver, los valores se concentran en torno a una recta, pero se aprecia la presencia de varios valores mínimos que se alejan notablemente de la tendencia central. Debido a esta observación, se realizó un cálculo del valor mínimo según la metodología de Tukey descrita anteriormente. El valor mínimo obtenido (según la fórmula *Bisagra inferior – 2 x (1,5 x rango intercuartil)*) resultó ser de 42,5 por lo que sólo se excluyó el valor 41,5 a la hora de realizar el cálculo de percentiles.

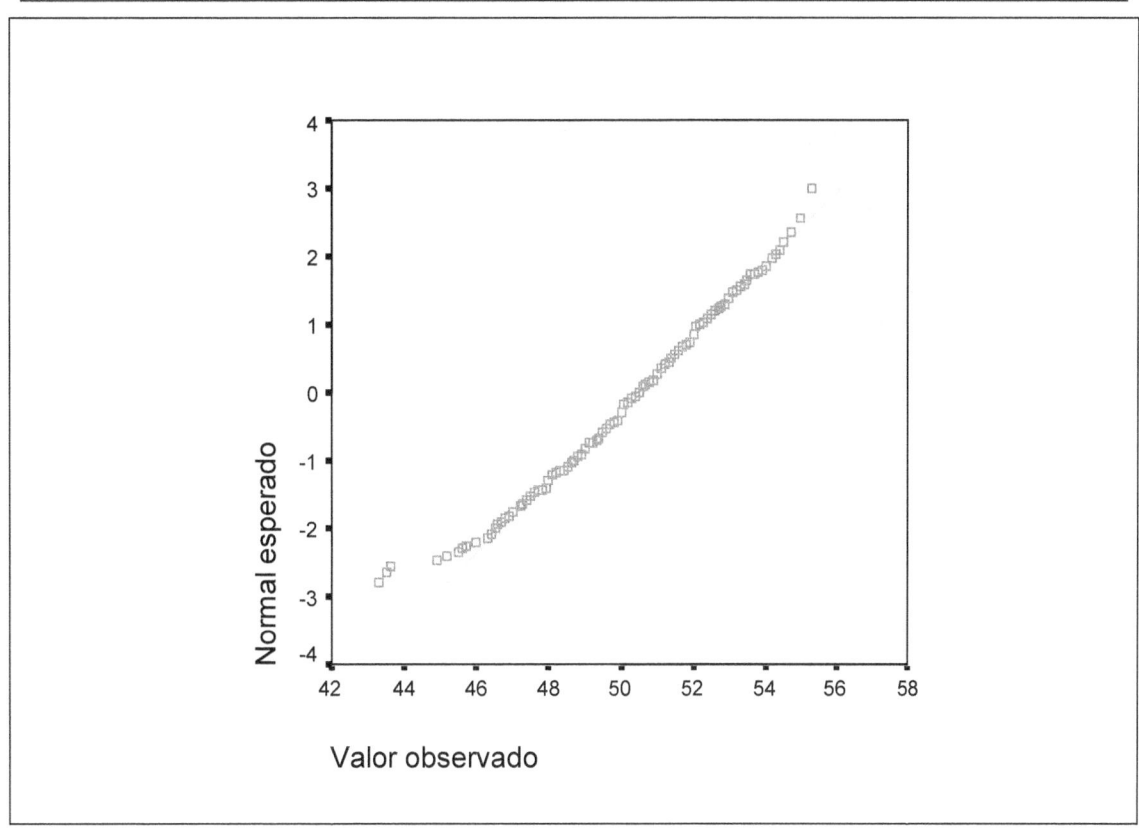

Valor observado

Figura 5-90 Talla al nacer en varones de 39 semanas

5.5.6.1.2   *Percentiles*

En la Tabla 5-44 se muestran los percentiles de talla al nacer en varones de 39 semanas de edad gestacional.

Percentiles	Talla al nacer en cm
5	47,3
10	48
25	49,4
50	50,5
75	51,7
90	52,84
95	53,50

Tabla 5-44.- Percentiles de talla al nacer: varones de 39 semanas de gestación.

5.5.6.2 Mujeres

5.5.6.2.1   Frecuencia y distribución de la muestra

Se analizaron los datos de 735 mujeres recién nacidas de 39 semanas. La talla media fue de 49,62 cm, con un intervalo de confianza para el 95% de 49,49 a 49,76 cm y una desviación estándar de 1,83. El valor mínimo obtenido fue de 40,9 cm y el máximo 55,4 cm.

Por lo que se refiere a la distribución, la razón de asimetría fue de -0,234 (error típico 0,090). El test de Shapiro-Wilk ofreció un resultado de 0,992, estadísticamente significativo (p<0,01), por lo que la distribución no pudo considerarse normal.

La Figura 5-91 muestra la distribución de frecuencias de talla al nacer para mujeres de 39 semanas. Se aprecia una distribución gaussiana, algo lateralizada a la derecha.

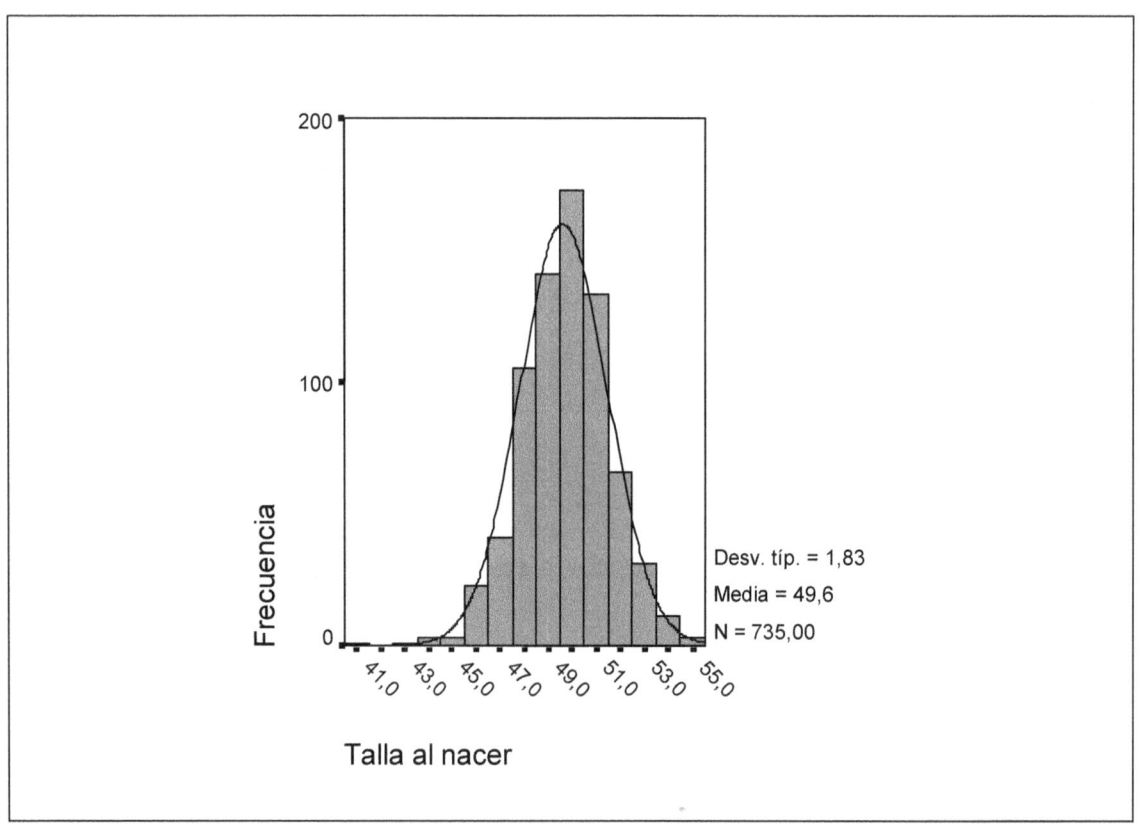

Figura 5-91.- Talla al nacer en cm en mujeres de 39 semanas de gestación: distribución de frecuencias

La Figura 5-92 muestra un gráfico Q-Q normal para la talla al nacer en mujeres de 38 semanas. Como se puede apreciar, los valores se concentran en torno a una recta, con algunos valores alejados de la tendencia central sobre todo en el grupo de valores mínimos. Al objeto de excluir en el cálculo de percentiles posibles valores *outliers* se realizó el cálculo de valores mínimo y máximo según la metodología de Tukey descrita anteriormente. El valor mínimo obtenido fue de 41,6 y el máximo de 57,7 comprobándose que sólo el valor mínimo de 40,9 se encontraba fuera de dichos límites por lo que se excluyó para el cálculo de percentiles..

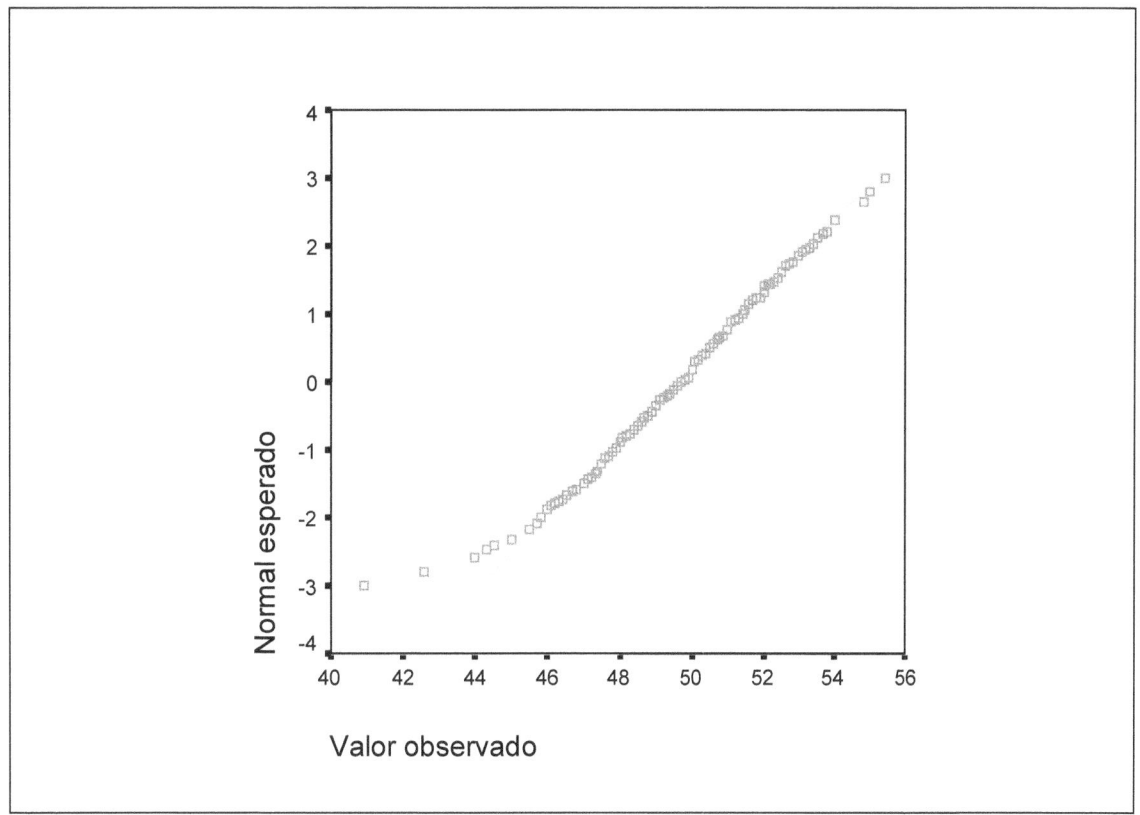

Figura 5-92 Talla al nacer en mujeres de 39 semanas

5.5.6.2.2 *Percentiles*

En la Tabla 5-45 se muestran los percentiles de talla al nacer en mujeres de 39 semanas.

Percentiles	Talla al nacer en cm
5	46,5
10	47,5
25	48,5
50	49,7
75	50,8
90	52
95	52,5

Tabla 5-45.- Percentiles de talla al nacer: mujeres de 39 semanas de gestación.

5.5.7 Talla al nacer a las 40 semanas de gestación

5.5.7.1 Varones

5.5.7.1.1 *Frecuencia y distribución de la muestra*

Se analizaron los datos de 793 recién nacidos varones de 40 semanas de edad gestacional en el momento del nacimiento. La talla media fue de 51,13 cm, con un intervalo de confianza para el 95% de 52 a 51,25 y una desviación estándar de 1,8. El valor mínimo obtenido fue de 41,5 cm y el máximo de 56,2 cm.

Por lo que se refiere a la distribución, la razón de asimetría fue de -0,138 (error típico 0,087). El test de Shapiro-Wilk ofreció un resultado de 0,992, estadísticamente significativo ($p < 0,01$), por lo que la distribución fue considerada normal.

La Figura 5-93 muestra la distribución de frecuencias de talla al nacer para varones de 40 semanas. Se aprecia una distribución gaussiana, pero lateralizada a la derecha como consecuencia de una prolongación acusada de la curva en los valores mínimos..

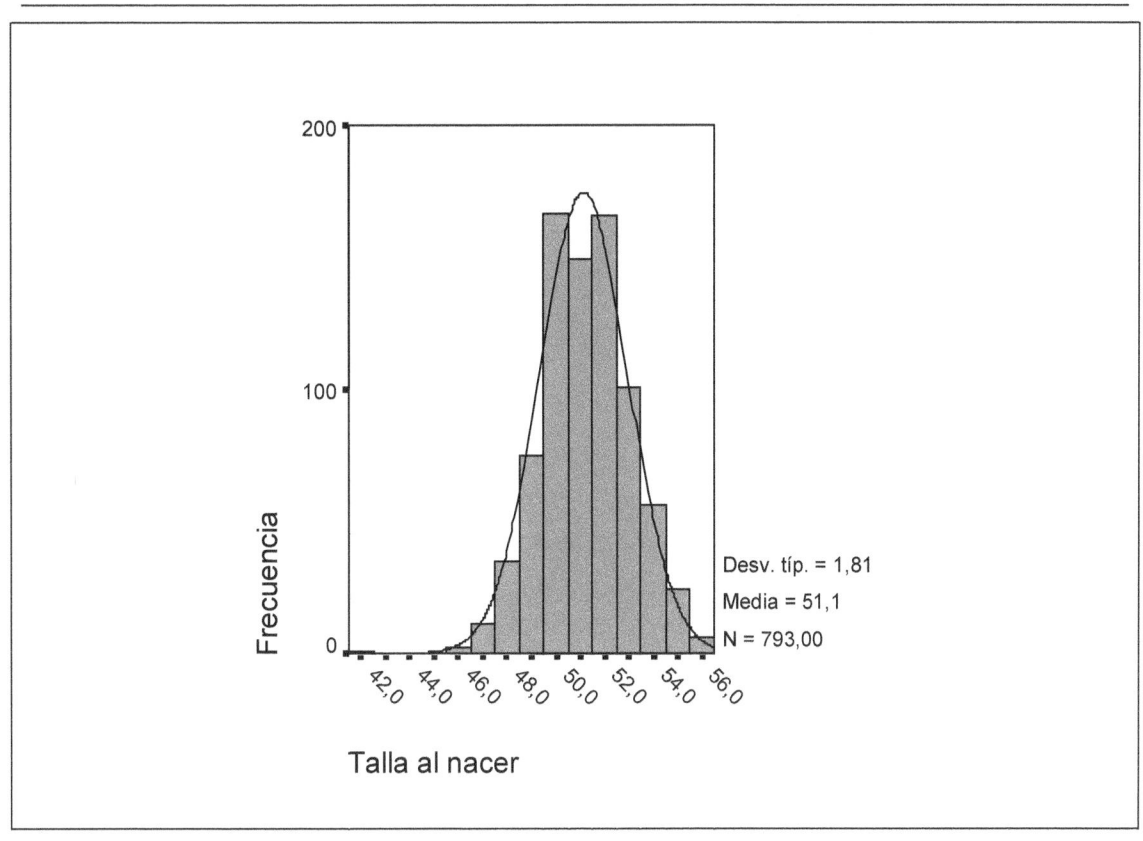

Figura 5-93.- Talla al nacer en cm en varones de 40 semanas de gestación:
distribución de frecuencias

La Figura 5-94 muestra un gráfico Q-Q normal para la talla al nacer en varones de 40 semanas. Como se puede apreciar, los valores se concentran en torno a una recta, pero se aprecia la presencia de 1 valor mínimo que se aleja notablemente de la tendencia central. Debido a esta observación, se realizó un cálculo del valor mínimo según la metodología de Tukey descrita anteriormente. El valor mínimo obtenido (según la fórmula *Bisagra inferior – 2 x (1,5 x rango intercuartil)*) resultó ser de 43,1 por lo que el valor mínimo de 41,5 no fue incluido en los cálculos para elaborar la tabla de percentiles.

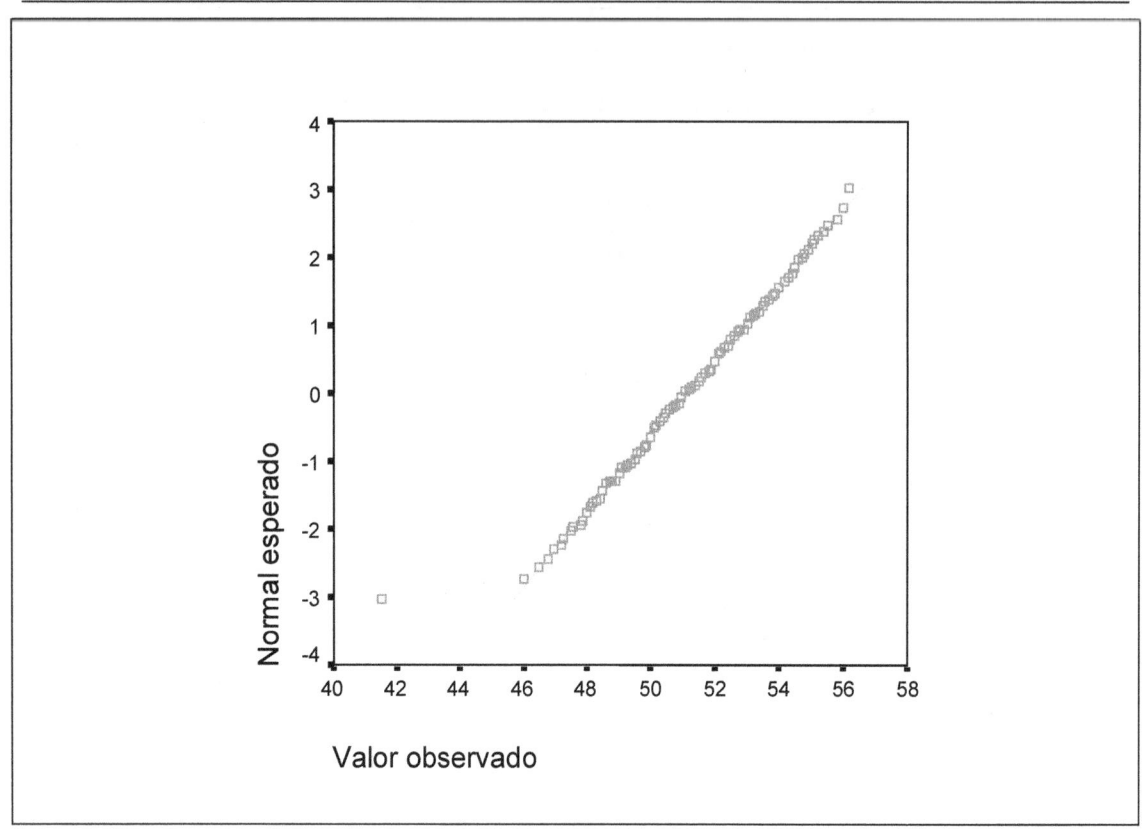

Figura 5-94 Talla al nacer en varones de 40 semanas

5.5.7.1.2   *Percentiles*

En la Tabla 5-46 se muestran los percentiles de talla al nacer en varones de 40 semanas de edad gestacional.

Percentiles	Talla al nacer en cm
5	48,2
10	48,93
25	50
50	51
75	52,3
90	53,5
95	54,2

Tabla 5-46.- Percentiles de talla al nacer: varones de 40 semanas de gestación.

5.5.7.2 Mujeres

5.5.7.2.1 Frecuencia y distribución de la muestra

Se analizaron los datos de 808 mujeres recién nacidas de 40 semanas de edad gestacional en el momento del nacimiento. La talla media fue de 50,20 cm, con un intervalo de confianza para el 95% de 50,08 a 50,32 y una desviación estándar de 1,72. El valor mínimo obtenido fue de 40,6 cm y el máximo de 55 cm.

Por lo que se refiere a la distribución, la razón de asimetría fue de -0,276 (error típico 0,086). El test de Shapiro-Wilk ofreció un resultado de 0,982, estadísticamente significativo (p<0,01), por lo que la distribución fue considerada normal.

La Figura 5-95 muestra la distribución de frecuencias de talla al nacer para mujeres de 40 semanas. Se aprecia una distribución gaussiana, pero notablemente lateralizada a la derecha como consecuencia de una prolongación acusada de la curva en los valores mínimos..

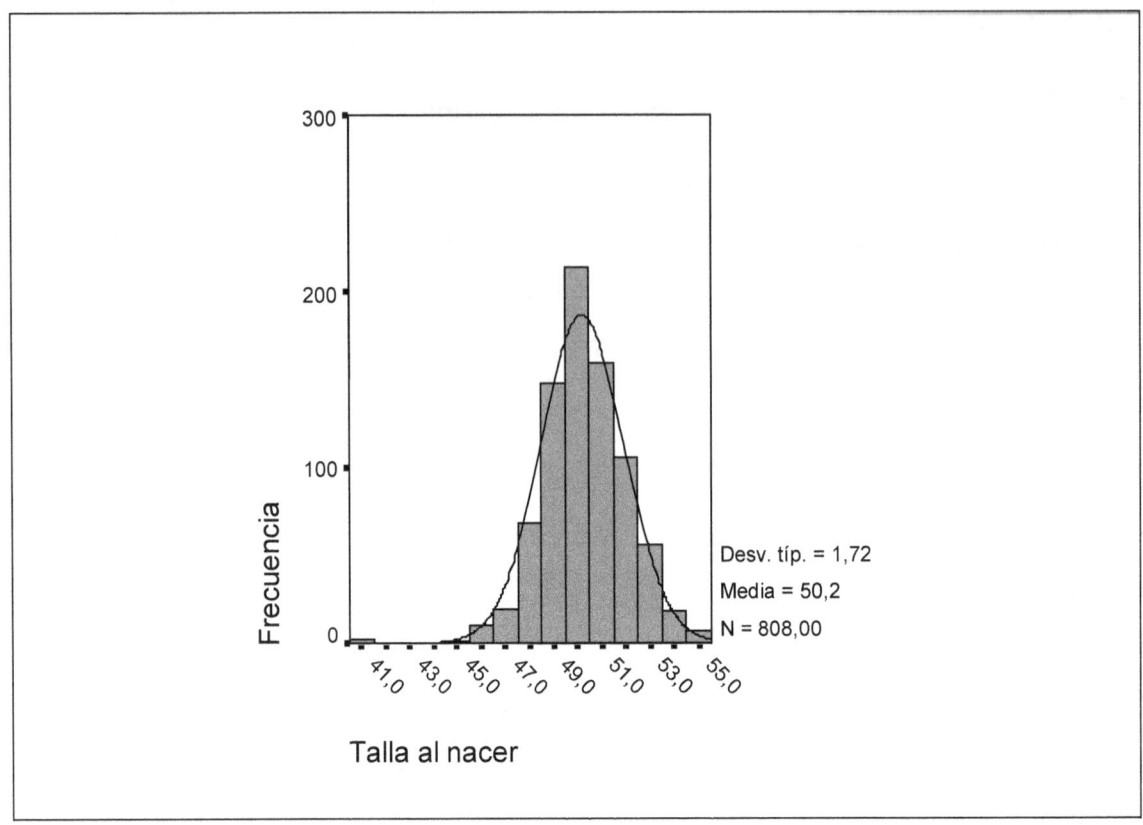

300
200
100
0

Frecuencia

Desv. típ. = 1,72
Media = 50,2
N = 808,00

41,0 43,0 45,0 47,0 49,0 51,0 53,0 55,0

Talla al nacer

**Figura 5-95.- Talla al nacer en cm en mujeres de 40 semanas de gestación:
distribución de frecuencias**

La Figura 5-96 muestra un gráfico Q-Q normal para la talla al nacer en mujeres de 40 semanas. Como se puede apreciar, los valores se concentran en torno a una recta, pero se aprecia la presencia de 2 valores mínimos que se alejan notablemente de la tendencia central. Debido a esta observación, se realizó un cálculo del valor mínimo según la metodología de Tukey descrita anteriormente. El valor mínimo obtenido (según la fórmula *Bisagra inferior – 2 x (1,5 x rango intercuartil)*) resultó ser de 42,1 por lo que se excluyeron del análisis los dos valores mínimos (40,6 y 41,4)que no fueron incluidos en los cálculos para elaborar la tabla de percentiles.

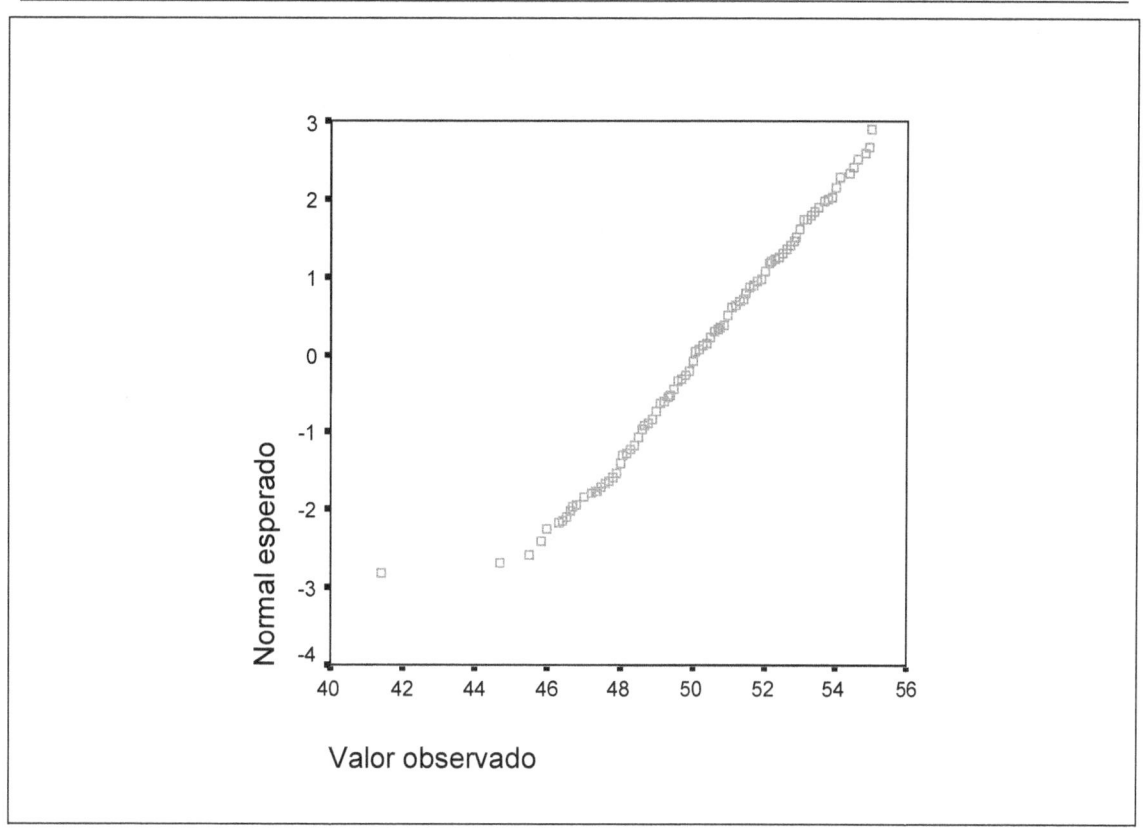

Figura 5-96 Talla al nacer en varones de 40 semanas

5.5.7.2.2 *Percentiles*

En la Tabla 5-47 se muestran los percentiles de talla al nacer en mujeres de 40 semanas de edad gestacional.

Percentiles	Talla al nacer en cm
5	47,73
10	48,20
25	49
50	50
75	51,3
90	52,5
95	53

Tabla 5-47.- Percentiles de talla al nacer: mujeres de 40 semanas de gestación.

5.5.8 Talla al nacer a las 41 semanas de gestación

5.5.8.1 Varones

5.5.8.1.1 *Frecuencia y distribución de la muestra*

Se analizaron los datos de 525 recién nacidos varones de 41 semanas de edad gestacional en el momento del nacimiento. La talla media fue de 51,46 cm, con un intervalo de confianza para el 95% de 51,46 a 51,78 y una desviación estándar de 1,88. El valor mínimo obtenido fue de 46,5 cm y el máximo de 58,9 cm.

Por lo que se refiere a la distribución, la razón de asimetría fue de 0,105 (error típico 0,107). El test de Shapiro-Wilk ofreció un resultado de 0,994, estadísticamente significativo (p<0,01), por lo que la distribución no pudo ser considerada normal.

La Figura 5-97 muestra la distribución de frecuencias de talla al nacer para varones de 41 semanas. Se aprecia una distribución gaussiana, pero lateralizada a la izquierda como consecuencia de una prolongación de la curva en los valores máximos..

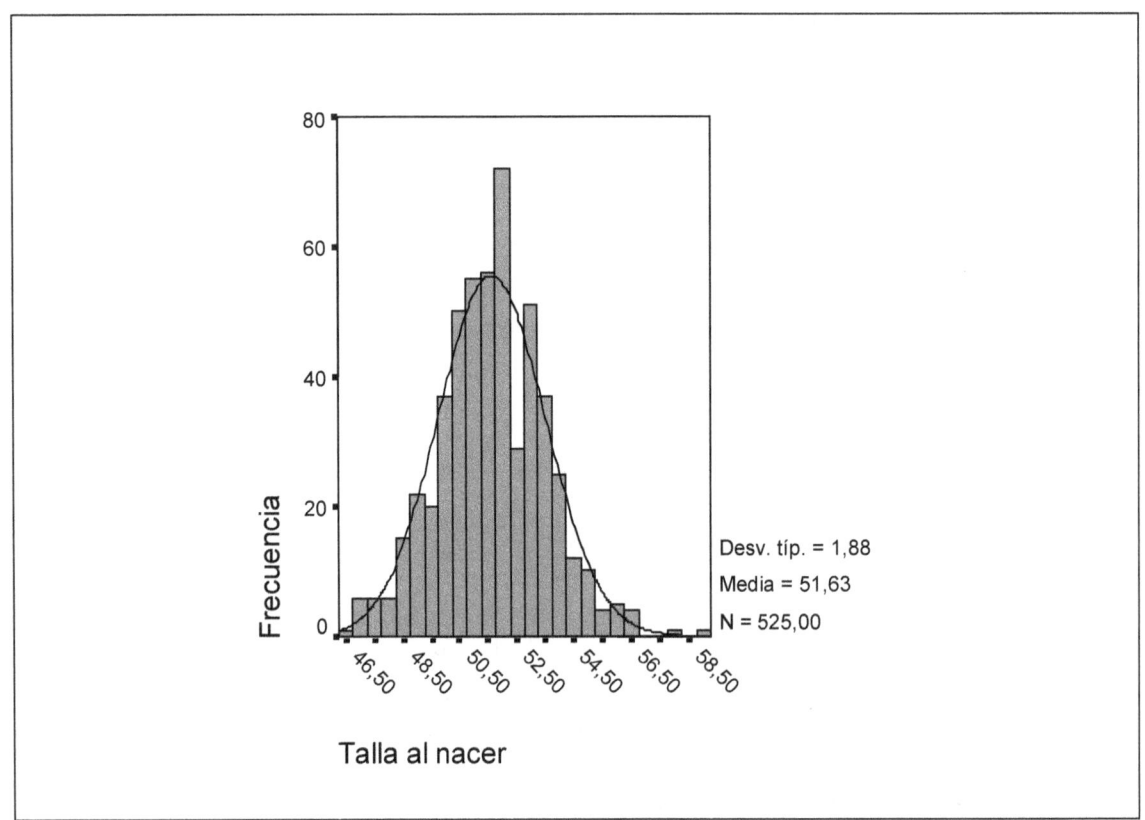

Figura 5-97.- Talla al nacer en cm en varones de 41 semanas de gestación: distribución de frecuencias

La Figura 5-98 muestra un gráfico Q-Q normal para la talla al nacer en varones de 41 semanas. Como se puede apreciar, los valores se concentran en torno a una recta, pero se aprecia la presencia de 2 valores máximos que se alejan notablemente de la tendencia central. Debido a esta observación, se realizó un cálculo del valor máximo según la metodología de Tukey descrita anteriormente. El valor máximo obtenido (según la fórmula *Bisagra inferior + 2 x (1,5 x rango intercuartil)*) resultó ser de 60,5 por lo que, dado que la mayor talla observada fue de 58,9 cm, no fue preciso eliminar ningún valor para realizar la tabla de percentiles.

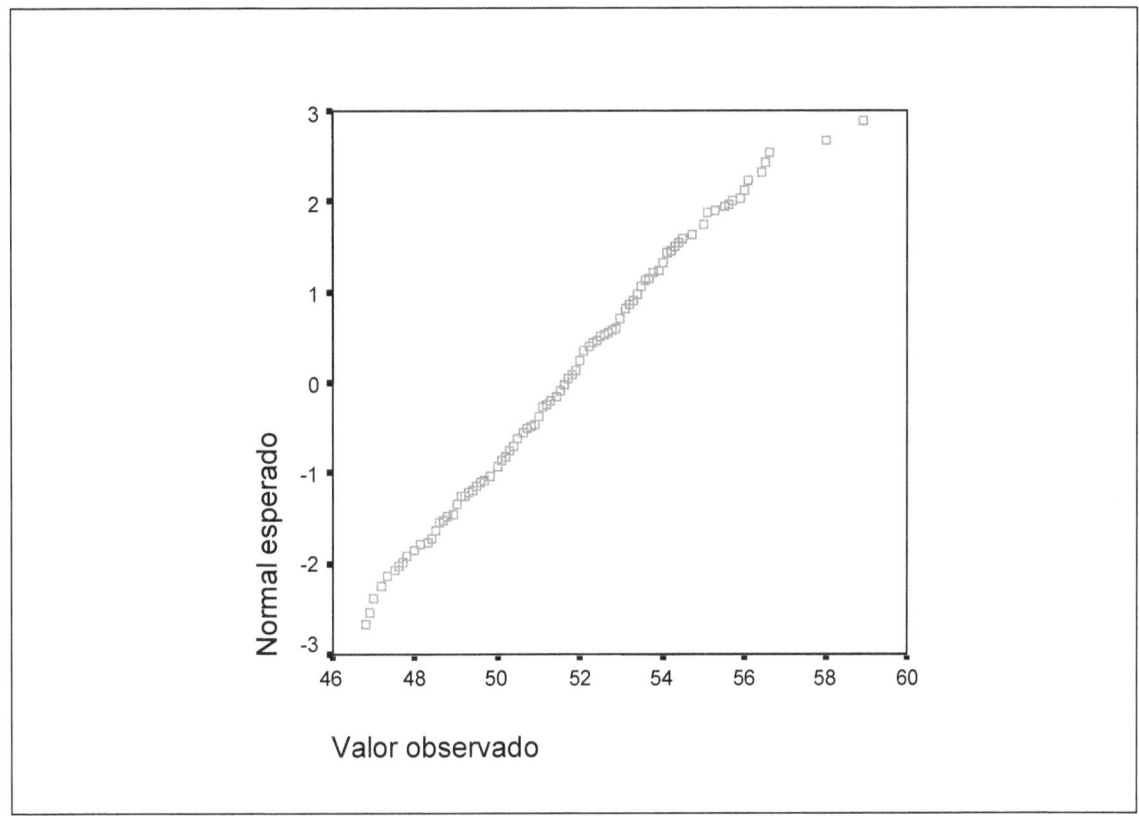

Figura 5-98 Talla al nacer en varones de 41 semanas

5.5.8.1.2 *Percentiles*

En la Tabla 5-48 se muestran los percentiles de talla al nacer en varones de 41 semanas de edad gestacional.

Percentiles	Talla al nacer en cm
5	48,5
10	49
25	50,5
50	51,6
75	53
90	54
95	54,7

Tabla 5-48.- Percentiles de talla al nacer: varones de 41 semanas de gestación.

5.5.8.2 Mujeres

5.5.8.2.1   Frecuencia y distribución de la muestra

Se analizaron los datos de 563 mujeres recién nacidas de 41 semanas de edad gestacional en el momento del nacimiento. La talla media fue de 50,67 cm, con un intervalo de confianza para el 95% de 50,51 a 50,82 y una desviación estándar de 1,85. El valor mínimo obtenido fue de 41 cm y el máximo de 59,4 cm.

Por lo que se refiere a la distribución, la razón de asimetría fue de -0,196 (error típico 0,103). El test de Shapiro-Wilk ofreció un resultado de 0,976, estadísticamente significativo (p<0,01), por lo que la distribución no pudo ser considerada normal.

La Figura 5-99 muestra la distribución de frecuencias de talla al nacer para mujeres de 41 semanas. Se aprecia una distribución gaussiana, pero discretamente lateralizada a la derecha como consecuencia de una prolongación de la curva en los valores mínimos..

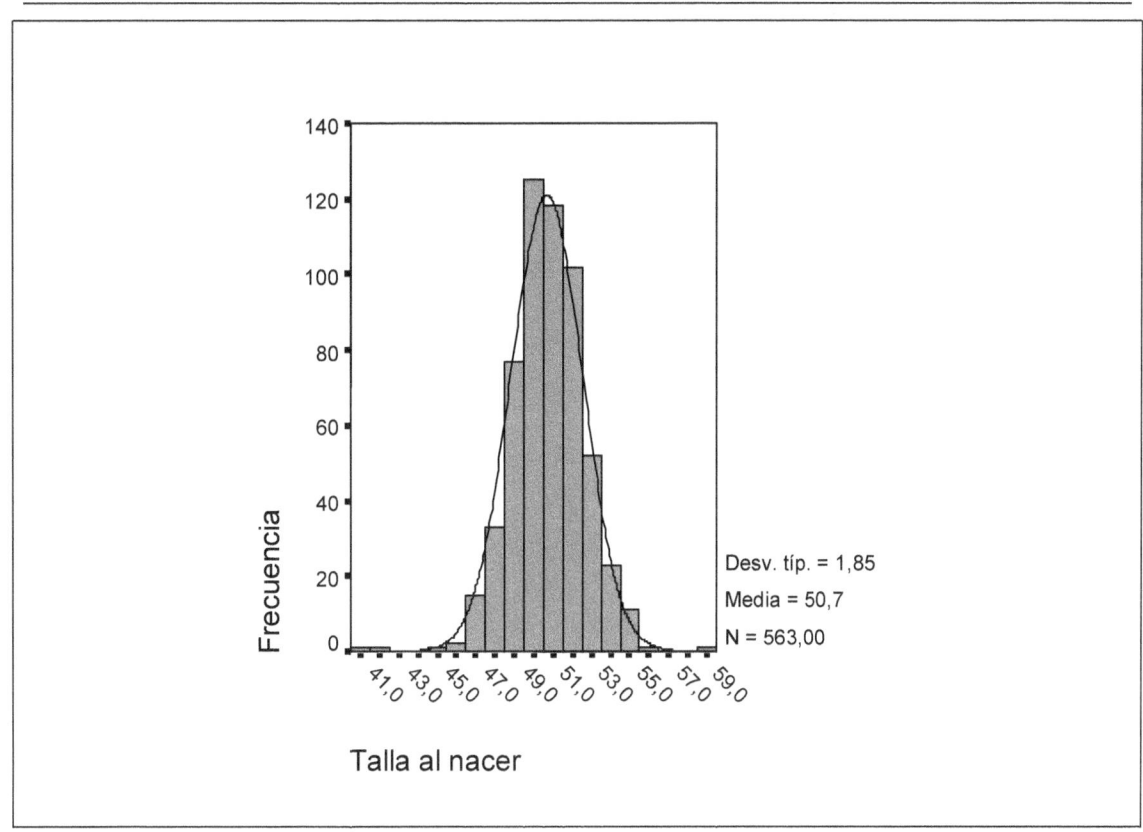

Figura 5-99.- Talla al nacer en cm en mujeres de 41 semanas de gestación: distribución de frecuencias

La Figura 5-100 muestra un gráfico Q-Q normal para la talla al nacer en mujeres de 41 semanas. Como se puede apreciar, los valores se concentran en torno a una recta, pero se aprecia la presencia algunos valores apartados de la tendencia central tanto en el extermo inferior como en el extremo superior de la muestra. Debido a esta observación, se realizó un cálculo de los valores mínimo y máximo según la metodología de Tukey descrita anteriormente. El valor mínimo obtenido (según la fórmula *Bisagra inferior – 2 x (1,5 x rango intercuartil)*) resultó ser de 42,5 y el máximo (*Bisagra superior + 2 x (1,5 x rango intercuartil)* fue 59,5. Debido a estos cálculos se excluyeron del análisis los dos valores mínimos (41 y 41,5) pero no fue preciso excluir ningún valor en el extremo superior de la muestra.

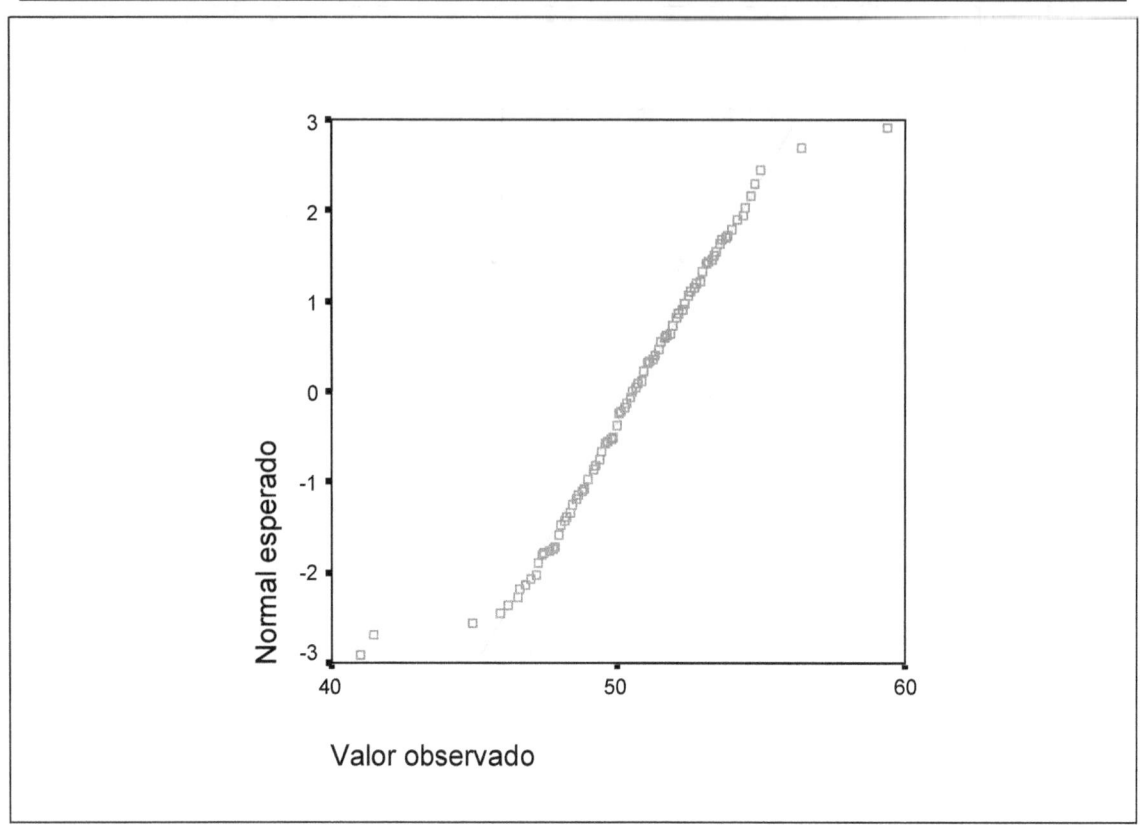

Figura 5-100 Talla al nacer en mujeres de 41 semanas

5.5.8.2.2   *Percentiles*

En la Tabla 5-49 se muestran los percentiles de talla al nacer en mujeres de 41 semanas de edad gestacional.

Percentiles	Talla al nacer en cm
5	48
10	48,5
25	49,5
50	50,6
75	52
90	53
95	53,6

Tabla 5-49.- Percentiles de talla al nacer: mujeres de 41 semanas de gestación.

5.5.9 42 semanas

5.5.9.1 Varones

5.5.9.1.1   *Frecuencia y distribución de la muestra*

Se analizaron los datos de 169 recién nacidos varones de 42 semanas de edad gestacional en el momento del nacimiento. La talla media fue de 52,05 cm, con un intervalo de confianza para el 95% de 51,76 a 52,34 y una desviación estándar de 1,90. El valor mínimo obtenido fue de 48 cm y el máximo de 58,6 cm.

Por lo que se refiere a la distribución, la razón de asimetría fue de 0,392 (error típico 0,187). El test de Shapiro-Wilk ofreció un resultado de 0,984, estadísticamente no significativo, por lo que la distribución se consideró normal.

La Figura 5-101 muestra la distribución de frecuencias de talla al nacer para varones de 42 semanas. Se aprecia una distribución gaussiana, pero lateralizada a la izquierda como consecuencia de una prolongación de la curva en los valores máximos..

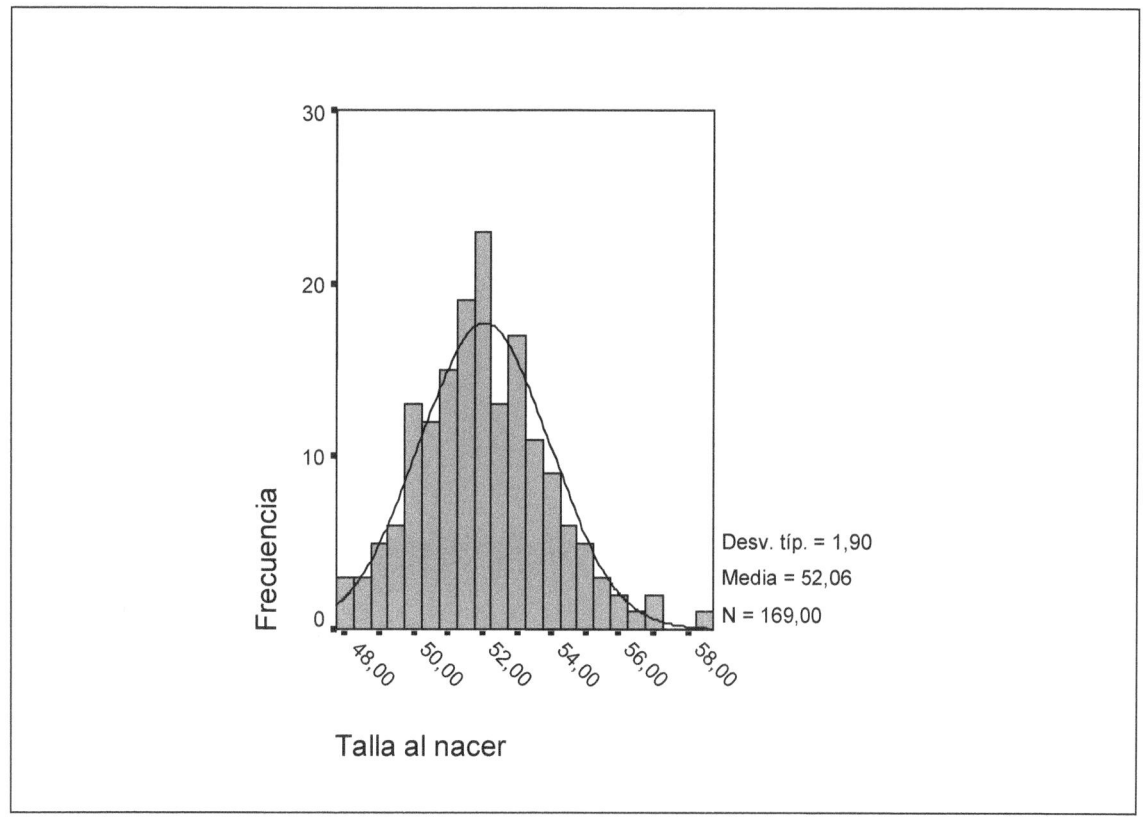

Figura 5-101.- Talla al nacer en cm en varones de 42 semanas de gestación: distribución de frecuencias

La Figura 5-102 muestra un gráfico Q-Q normal para la talla al nacer en varones de 42 semanas. Como se puede apreciar, los valores se concentran en torno a una recta, pero se aprecia la presencia de 1 valor máximo que se aleja notablemente de la tendencia central. Debido a esta observación, se realizó un cálculo del valor máximo según la metodología de Tukey descrita anteriormente. El valor máximo obtenido (según la fórmula *Bisagra inferior + 2 x (1,5 x rango intercuartil)*) resultó ser de 60 por lo que, dado que la mayor talla observada fue de 58,6 cm, no fue preciso eliminar ningún valor para realizar la tabla de percentiles.

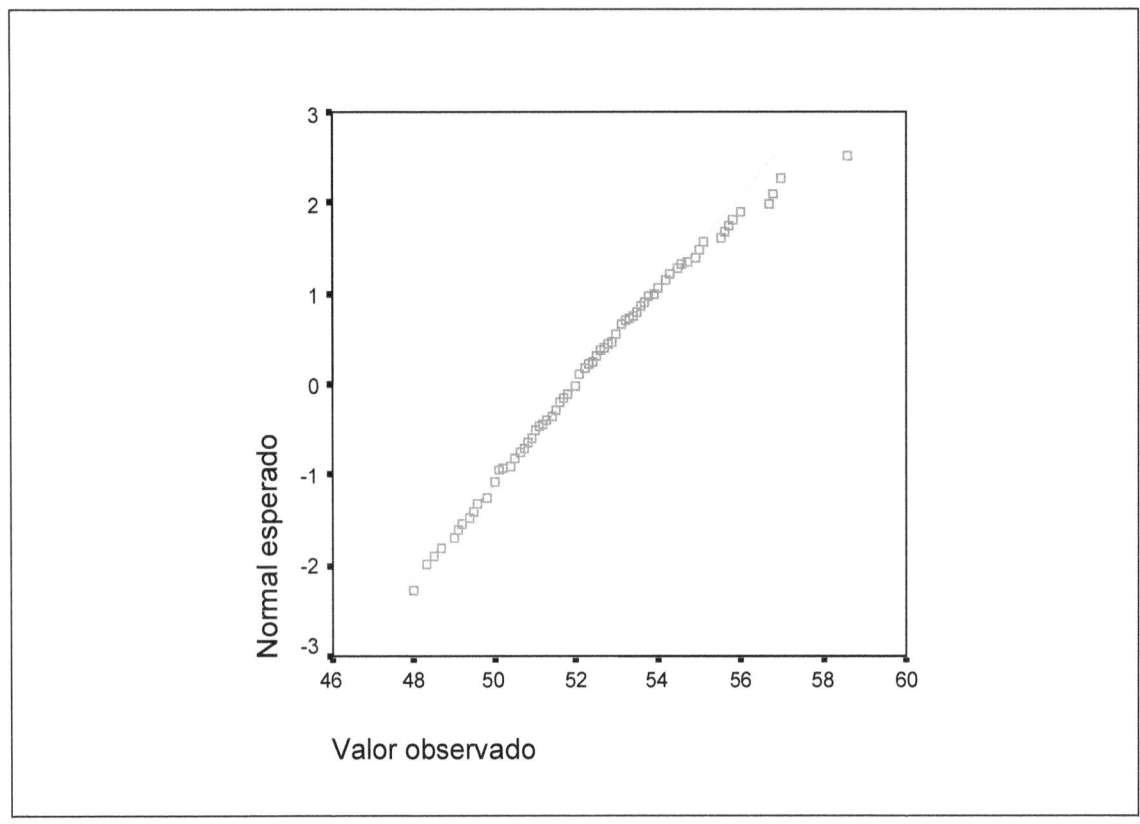

Figura 5-102 Talla al nacer en varones de 42 semanas

5.5.9.1.2   *Percentiles*

En la Tabla 5-50 se muestran los percentiles de talla al nacer en varones de 42 semanas de edad gestacional.

Percentiles	Talla al nacer en cm
5	49,05
10	49,6
25	50,75
50	52
75	53,1
90	54,5
95	55,55

Tabla 5-50.- Percentiles de talla al nacer: varones de 42 semanas de gestación.

5.5.9.2 Mujeres

5.5.9.2.1 Frecuencia y distribución de la muestra

Se analizaron los datos de 131 mujeres recién nacidas de 42 semanas de edad gestacional en el momento del nacimiento. La talla media fue de 50,73 cm, con un intervalo de confianza para el 95% de 50,43 a 51,04 y una desviación estándar de 1,77. El valor mínimo obtenido fue de 46,3 cm y el máximo de 56,5 cm.

Por lo que se refiere a la distribución, la razón de asimetría fue de 0,204 (error típico 0,212). El test de Shapiro-Wilk ofreció un resultado de 0,986, no significativo, por lo que la distribución se consideró normal.

La Figura 5-103 muestra la distribución de frecuencias de talla al nacer para mujeres de 42 semanas. Se aprecia una distribución gaussiana.

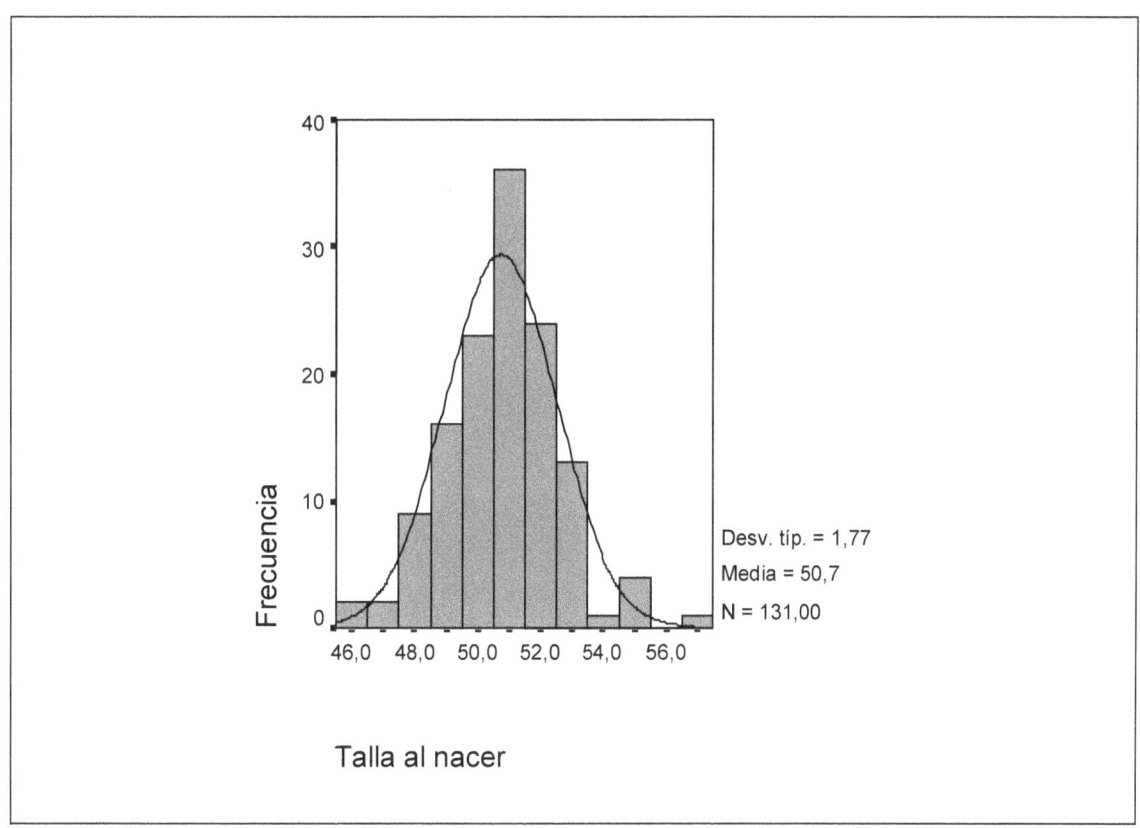

Figura 5-103.- Talla al nacer en mujeres de 42 semanas de gestación: distribución de frecuencias

La Figura 5-104 muestra un gráfico Q-Q normal para la talla al nacer en mujeres de 42 semanas. Como se puede apreciar, los valores se concentran en torno a una recta, pero se aprecia la presencia algunos valores apartados de la tendencia central tanto en el extermo inferior como en el extremo superior de la muestra. Debido a esta observación, se realizó un cálculo de los valores mínimo y máximo según la metodología de Tukey descrita anteriormente. El valor mínimo obtenido (según la fórmula *Bisagra inferior – 2 x (1,5 x rango intercuartil)*) resultó ser de 42,5 y el máximo (*Bisagra superior + 2 x (1,5 x rango intercuartil)* fue 59,5. Debido a estos cálculos se excluyeron del análisis los dos valores mínimos (41 y 41,5) pero no fue preciso excluir ningún valor en el extremo superior de la muestra.

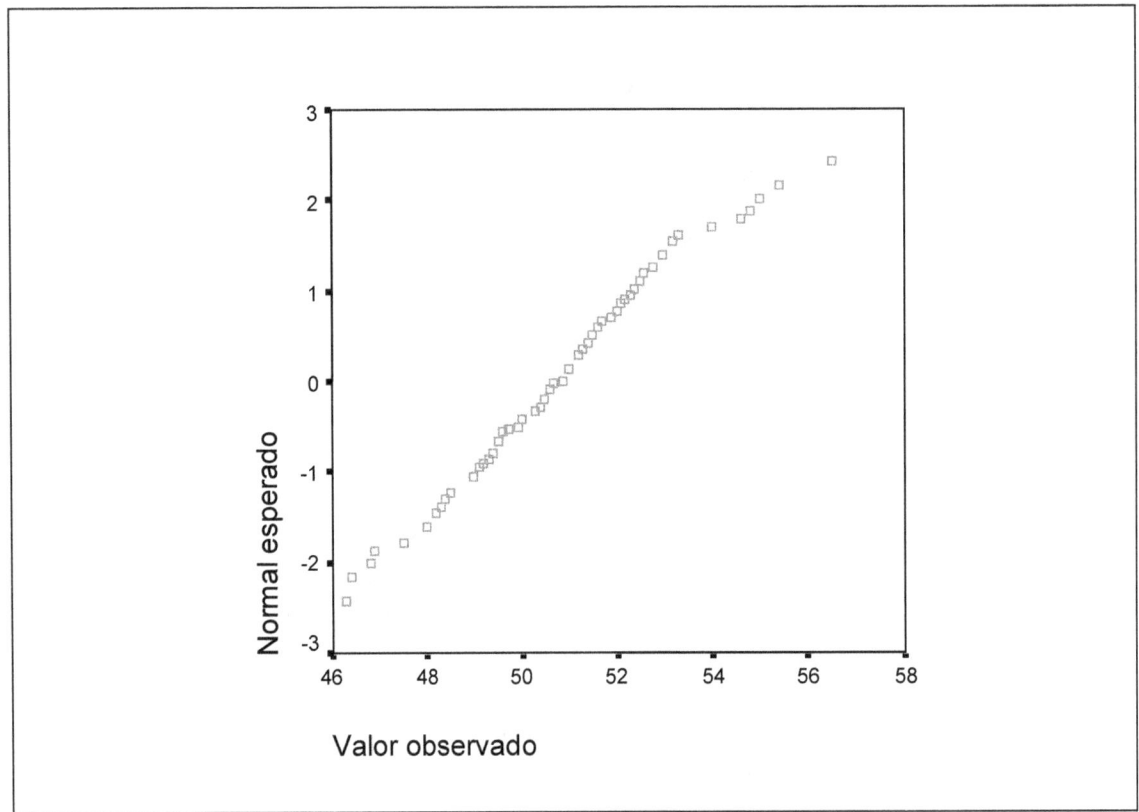

Figura 5-104 Talla al nacer en mujeres de 42 semanas

5.5.9.2.2 Percentiles

En la Tabla 5-51 se muestran los percentiles de talla al nacer en mujeres de 42 semanas de edad gestacional.

Percentiles	Talla al nacer en cm
5	48
10	48,42
25	49,5
50	50,9
75	51,7
90	52,96
95	53,58

Tabla 5-51.- Percentiles de talla al nacer: mujeres de 42 semanas de gestación.

5.6 Tablas de percentiles de talla al nacer por sexos

5.6.1 Varones

Edad gestacional	34	35	36	37	38	39	40	41	42
Percentil 5	41,97	42	43,4	45,97	46	47,3	48,2	48,5	49,05
Percentil 10	42,9	43,47	44,45	46,50	47	48	48,93	49	49,6
Percentil 25	44,8	44,72	45,55	47,7	48,4	49,4	50	50,5	50,75
Percentil 50	46	46,85	47,35	48,8	49,7	50,5	51	51,6	52
Percentil 75	47	48	48,5	50	51	51,7	52,3	53	53,1
Percentil 90	48,92	49,64	49,52	51,59	52	52,84	53,5	54	54,5
Percentil 95	49,46	50,66	50	52,54	52,89	53,50	54,2	54,7	55,55

Tabla 5-52. Talla al nacer en cm. en varones por edad gestacional (semanas completas).

5.6.2 Mujeres

Edad gestacional	34	35	36	37	38	39	40	41	42
Percentil 5	39,4	42,08	42,50	43,85	46	46,5	47,73	48	48
Percentil 10	39,90	43,64	43,60	44,5	46,5	47,5	48,20	48,5	48,42
Percentil 25	42,30	45	45,35	46,5	47,9	48,5	49	49,5	49,5
Percentil 50	44	46,50	47	48	49	49,7	50	50,6	50,9
Percentil 75	45,30	47,7	48,7	49,05	50,1	50,8	51,3	52	51,7
Percentil 90	46,40	49,16	50	50,7	51,34	52	52,5	53	52,96
Percentil 95	46,80	50,42	50,59	51,2	52	52,5	53	53,6	53,58

Tabla 5-53. Talla al nacer en cm. en mujeres por edad gestacional (semanas completas).

5.7 *Curvas de normalidad de talla al nacer.*

5.7.1 Percentiles de talla al nacer en varones (Datos brutos)

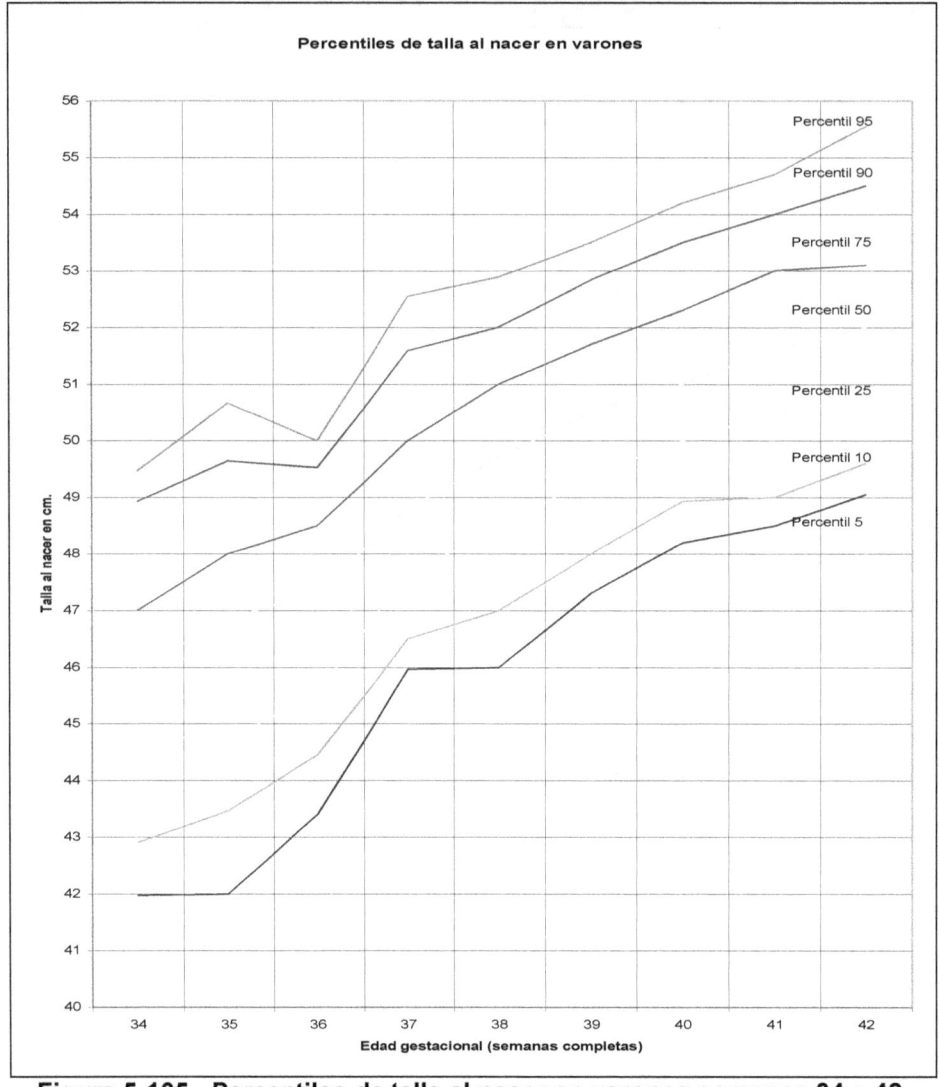

Figura 5-105.- Percentiles de talla al nacer en varones semanas 34 a 42.

5.7.2 Percentiles de talla al nacer en varones (Datos suavizados)

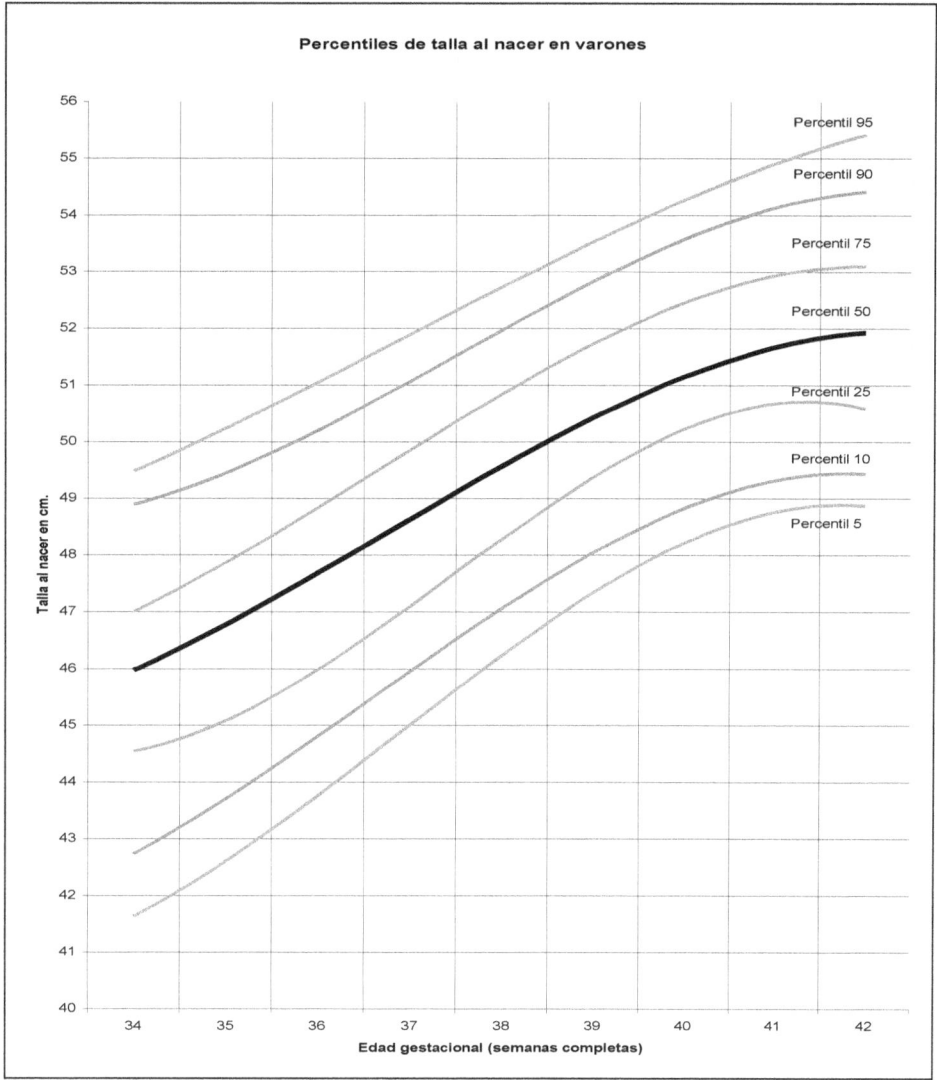

**Figura 5-106.- Percentiles de talla al nacer en varones
(Datos suavizados).**

5.7.3 Percentiles de talla al nacer en mujeres (Datos brutos)

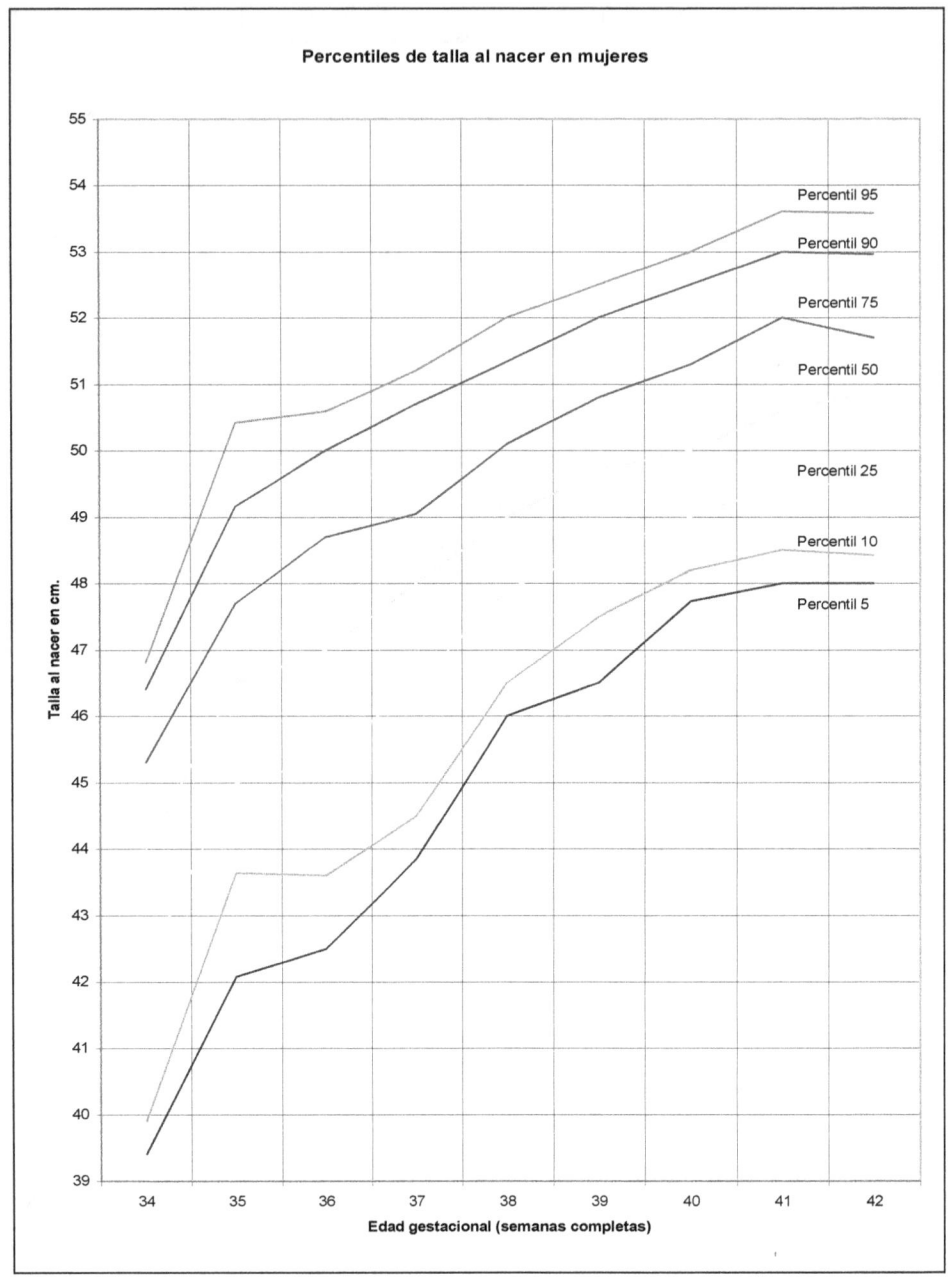

Figura 5-107.- Curva de percentiles de talla al nacer en mujeres

5.7.4 Percentiles de talla al nacer en mujeres (Datos suavizados)

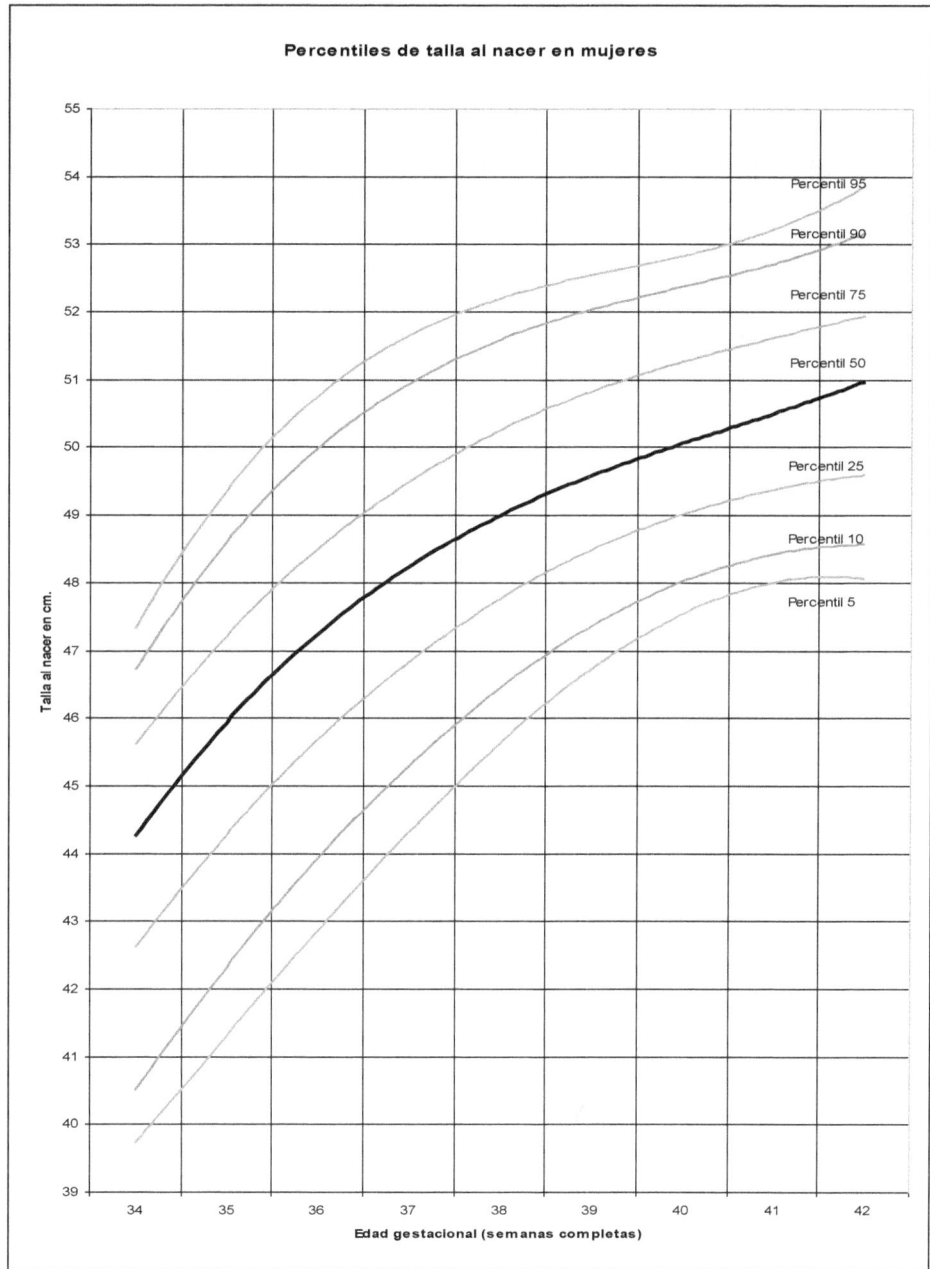

Figura 5-108.- Percentiles de talla al nacer en mujeres (Datos suavizados).

5.8 Estudio comparativo de peso al nacer en recién nacidos a término en función de la edad materna

De cara a analizar el grado de relación existente entre la variable edad materna y la variable peso al nacer, sin estratificar por edad gestacional, se realizó el coeficiente de correlación de Pearson encontrándose un coeficiente de 0,019 estadísticamente significativo (p<0,01) (Tabla 5-54).

		Peso al nacer	Edad materna
Peso al nacer	Correlación de Pearson	1	,019
	Sig. (bilateral)	,	,005
	N	20717	20571
Edad materna	Correlación de Pearson	,019	1
	Sig. (bilateral)	,005	,
	N	20571	20571

Tabla 5-54 Correlación entre edad materna y peso al nacer.

Sin embargo, el mismo test llevado a cabo en gestaciones pretérmino (por debajo de las 37 semanas cumplidas) no encontró tal asociación (coeficiente de correlación de Pearson de -0,48; p>0,05) (Tabla 5-55).

		peso_gramos	EDAD_MAT
peso_gramos	Correlación de Pearson	1	-,048
	Sig. (bilateral)	,	,103
	N	1177	1172
EDAD_MAT	Correlación de Pearson	-,048	1
	Sig. (bilateral)	,103	,
	N	1172	1172

Tabla 5-55 Correlación entre edad materna y peso al nacer en gestaciones pretérmino.

Cuando estudiamos exclusivamente la relación entre la edad materna y el peso al nacer en gestaciones de más de 37 semanas de nuevo se encontró una relación estadísticamente significativa (coeficiente de correlación de Pearson de 0,046; p < 0,01).

		Peso al nacer	Edad materna
Peso al nacer	Correlación de Pearson	1	,046
	Sig. (bilateral)	,	,000
	N	17597	17479
Edad materna	Correlación de Pearson	,046	1
	Sig. (bilateral)	,000	,
	N	17479	17479

Tabla 5-56 Correlación entre edad materna y peso al nacer en gestaciones a término.

De cara a analizar esta relación entre edad materna y peso al nacer, se realizó un estudio del peso medio al nacer en gestaciones de 37 semanas cumplidas o más, distribuidas según la edad materna.

Para ello, las gestantes fueron clasificadas en 7 grupos según su edad:

- 14 a 17 años

- 18 a 20 años

- 21 a 25 años

- 26 a 30 años

- 31 a 35 años

- 36 a 40 años

- 41 a 45 años

A continuación fueron estratificadas según la edad gestacional.

5.8.1 Peso medio al nacer por edad materna a las 37 semanas de gestación

En la Tabla 5-57 se muestran los valores medios de peso al nacer a las 37 semanas de gestación desglosados por edad materna.

El análisis estadístico realizado no encontró diferencias estadísticamente significativas entre los distintos grupos etáreos.

Grupo etáreo	Media	N	Desv. típ.
14-17	2944,38	8	514,923
18-20	2934,63	27	473,111
20-25	2811,82	68	409,969
26-30	2847,16	169	445,803
31-35	2899,43	176	480,350
36-40	2927,65	83	427,797
41-45	2670,83	12	590,381
Total	2873,87	543	456,435

Tabla 5-57 Peso medio al nacer a las 37 semanas de gestación desglosado por edad materna.

5.8.2 Peso medio al nacer por edad materna a las 38 semanas de gestación

En la Tabla 5-58 se muestran los valores medios de peso al nacer a las 38 semanas de gestación desglosados por edad materna. El análisis estadístico realizado no encontró diferencias estadísticamente significativas entre los distintos grupos etáreos.

Grupo etáreo	Media	N	Desv. típ.
14-17	2934,09	22	406,737
18-20	3039,67	52	349,559
20-25	3110,05	121	461,661
26-30	3072,45	342	443,170
31-35	3106,08	411	440,711
36-40	3129,58	157	488,400
41-45	3153,89	36	430,689
Total	3094,82	1141	446,117

Tabla 5-58 Peso medio al nacer a las 38 semanas de gestación desglosado por edad materna.

5.8.3 Peso medio al nacer por edad materna a las 39 semanas de gestación

En la Tabla 5-59 se muestran los valores medios de peso al nacer a las 39 semanas de gestación desglosados por edad materna. El análisis estadístico realizado no encontró diferencias estadísticamente significativas entre los distintos grupos etáreos.

Grupo etáreo	Media	N	Desv. típ.
14-17	3118,91	32	383,220
18-20	3226,33	98	383,740
20-25	3197,61	283	433,043
26-30	3230,49	669	441,290
31-35	3299,87	678	439,649
36-40	3368,71	271	414,698
41-45	3320,83	36	552,544
Total	3266,52	2067	438,104

Tabla 5-59 Peso medio al nacer a las 39 semanas de gestación desglosado por edad materna.

5.8.4 Peso medio al nacer por edad materna a las 40 semanas de gestación

En la Tabla 5-60 se muestran los valores medios de peso al nacer a las 40 semanas de gestación desglosados por edad materna. El análisis estadístico realizado no encontró diferencias estadísticamente significativas entre los distintos grupos etáreos.

Grupo etáreo	Media	N	Desv. típ.
14-17	3358,26	43	374,078
18-20	3349,95	119	333,793
20-25	3405,59	338	394,764
26-30	3380,12	804	451,582
31-35	3412,86	763	424,796
36-40	3430,93	258	389,546
41-45	3402,31	26	361,680
Total	3398,30	2351	420,808

Tabla 5-60 Peso medio al nacer a las 40 semanas de gestación
desglosado por edad materna.

5.8.5 Peso medio al nacer por edad materna a las 41 semanas de gestación

En la Tabla 5-61 se muestran los valores medios de peso al nacer a las 41 semanas de gestación desglosados por edad materna. El análisis estadístico realizado no encontró diferencias estadísticamente significativas entre los distintos grupos etáreos.

Grupo etáreo	Media	N	Desv. típ.
14-17	3310,63	24	384,697
18-20	3457,02	94	444,001
20-25	3427,41	251	429,041
26-30	3505,81	595	456,447
31-35	3624,04	533	2048,512
36-40	3486,03	183	414,444
41-45	3515,00	12	629,520
Total	3523,87	1692	1208,40

Tabla 5-61 Peso medio al nacer a las 41 semanas de gestación
desglosado por edad materna.

5.8.6 Peso medio al nacer por edad materna a las 42 semanas de gestación

En la Tabla 5-62 se muestran los valores medios de peso al nacer a las 42 semanas de gestación desglosados por edad materna. El análisis estadístico realizado no encontró diferencias estadísticamente significativas entre los distintos grupos etáreos.

Grupo etáreo	Media	N	Desv. típ.
14-17	3544,67	15	503,121
18-20	3565,88	34	396,633
20-25	3520,23	106	437,429
26-30	3561,48	229	390,380
31-35	3638,22	146	428,611
36-40	3551,98	43	444,522
41-45	3757,50	4	453,955
Total	3573,79	577	417,173

Tabla 5-62 Peso medio al nacer a las 42 semanas de gestación desglosado por edad materna.

5.9 *Estudio comparativo de peso al nacer en recién nacidos a término en función del peso, talla e índice de masa corporal materno al inicio de la gestación*

5.9.1 Estudio de la talla materna

5.9.1.1 Datos generales de la muestra

Realizamos un estudio de la talla materna basándonos en una muestra de 16.459 partos en los que este dato constaba en el sistema de información.

La talla media fue de 160,31 cm. con un intervalo de confianza para el 95 % de 160,21 a 160,41 cm. y una desviación típica de 6,081. La razón de asimetría de la muestra resultó ser de 0,90 (error típico de 0,20)

En la Tabla 5-63 se muestran los percentiles de talla materna en nuestra muestra.

Percentiles	5	10	25	50	75	90	95
Promedio ponderado	150,00	153,00	156,00	160,00	164,00	168,00	170,00
Bisagras de Tukey			156,00	160,00	164,00		

Tabla 5-63 Percentiles de talla materna.

La Figura 5-109 muestra la distribución muestral en forma de histograma.

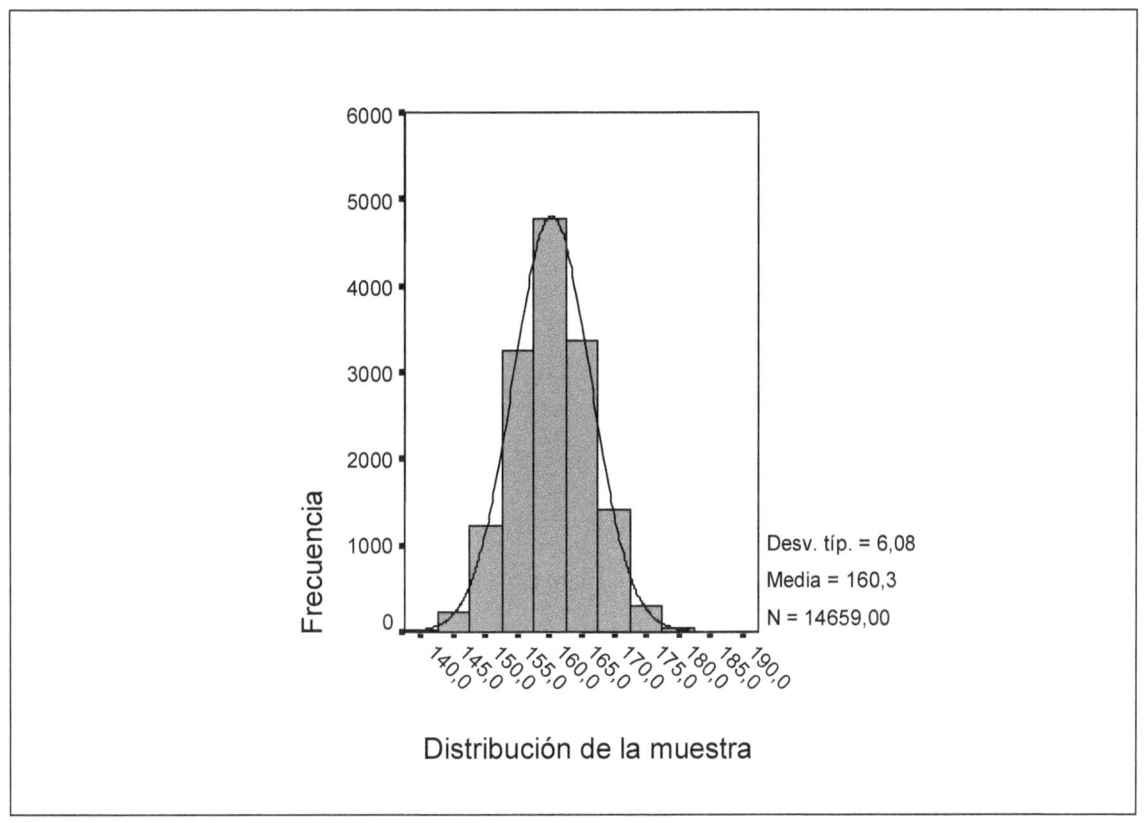

Figura 5-109 Talla materna: distribución muestral.

5.9.1.2 Estudio por edad gestacional

A continuación se muestra un estudio desglosado por edad gestacional de la relación existente entre la talla materna y el peso al nacer. Para tamaños muestrales inferiores a 50 se ha utilizado el coeficiente de correlación Rho de Spearman. Para tamaños muestrales mayores se utilizó el coeficiente de correlación de Pearson.

5.9.1.2.1   34 semanas

Se estudiaron 49 casos.

El coeficiente de correlación Rho de Spearman fue de 0,189 (p = 0,194).

5.9.1.2.2   35 semanas

Se estudiaron 73 casos.

El coeficiente de correlación de Pearson fue de 0,016 (p = 0,893).

5.9.1.2.3   *36 semanas*

Se estudiaron 112 casos.

El coeficiente de correlación de Pearson fue de 0,072 (p = 0,451).

5.9.1.2.4   *37 semanas*

Se estudiaron 261 casos.

El coeficiente de correlación de Pearson fue de 0,174 (p < 0,01). Estadísticamente significativo.

5.9.1.2.5   *38 semanas*

Se estudiaron 569 casos.

El coeficiente de correlación de Pearson fue de 0,100 (p < 0,05). Estadísticamente significativo.

5.9.1.2.6   *39 semanas*

Se estudiaron 999 casos.

El coeficiente de correlación de Pearson fue de 0,203 (p < 0,01). Estadísticamente significativo.

5.9.1.2.7   *40 semanas*

Se estudiaron 1228 casos.

El coeficiente de correlación de Pearson fue de 0,163 (p < 0,01). Estadísticamente significativo.

5.9.1.2.8   *41 semanas*

Se estudiaron 954 casos.

El coeficiente de correlación de Pearson fue de 0,047 (p = 0,145). En cambio, la Rho de Spearman fue de 0,165 (p<0,001), estadísticamente significativo.

5.9.1.2.9 *42 semanas*

Se estudiaron 369 casos.

El coeficiente de correlación de Pearson fue de 0,193 (p < 0,01). Estadísticamente significativo.

5.9.1.2.10 *Resumen de la correlación hallada entre el peso al nacer y la talla materna por edad gestacional.*

En la tabla Tabla 5-64 se muestra a modo de resumen la correlación hallada entre el peso al nacer y la talla materna a las distintas edades gestacionales estudiadas.

Edad gestacional	Coeficiente de correlación de Pearson	P	Coeficiente de correlación de Spearman	P
37	0,174	P<0,01		
38	0,100	P<0,05		
39	0,203	P<0,01		
40	0,164	P<0,01		
41	0,047	p>0,05	0,165	P<0,01
42	0,193	P<0,01		

Tabla 5-64 Correlación entre el peso al nacer y la talla materna en gestaciones a término.

5.9.2 Estudio del peso materno

5.9.2.1 Datos generales de la muestra

Realizamos un estudio del peso materno al inicio del embarazo basándonos en una muestra de 16.459 partos de los que existía registro informatizado del peso materno al comienzo del embarazo.

El peso medio fue de 62,99 Kg con un intervalo de confianza para el 95 % de 62,79 a 63,18 y una desviación típica de 11,78. La razón de asimetría de la muestra resultó ser de 1,26 (error típico de 0,20)

En la Tabla 5-65 se muestran los percentiles de peso materno al inicio del embarazo en nuestra muestra.

Percentiles	5	10	25	50	75	90	95
	48,00	50,00	55,00	61,00	68,50	78,00	85,70
Bisagras de Tukey			55,00	61,00	68,50		

Tabla 5-65 Percentiles de peso materno al comienzo del embarazo.

La Figura 5-110 muestra la distribución muestral en forma de histograma. Como se puede apreciar, la curva se encuentra desviada hacia la izquierda con una prolongación de la cola correspondiente a los valores superiores.

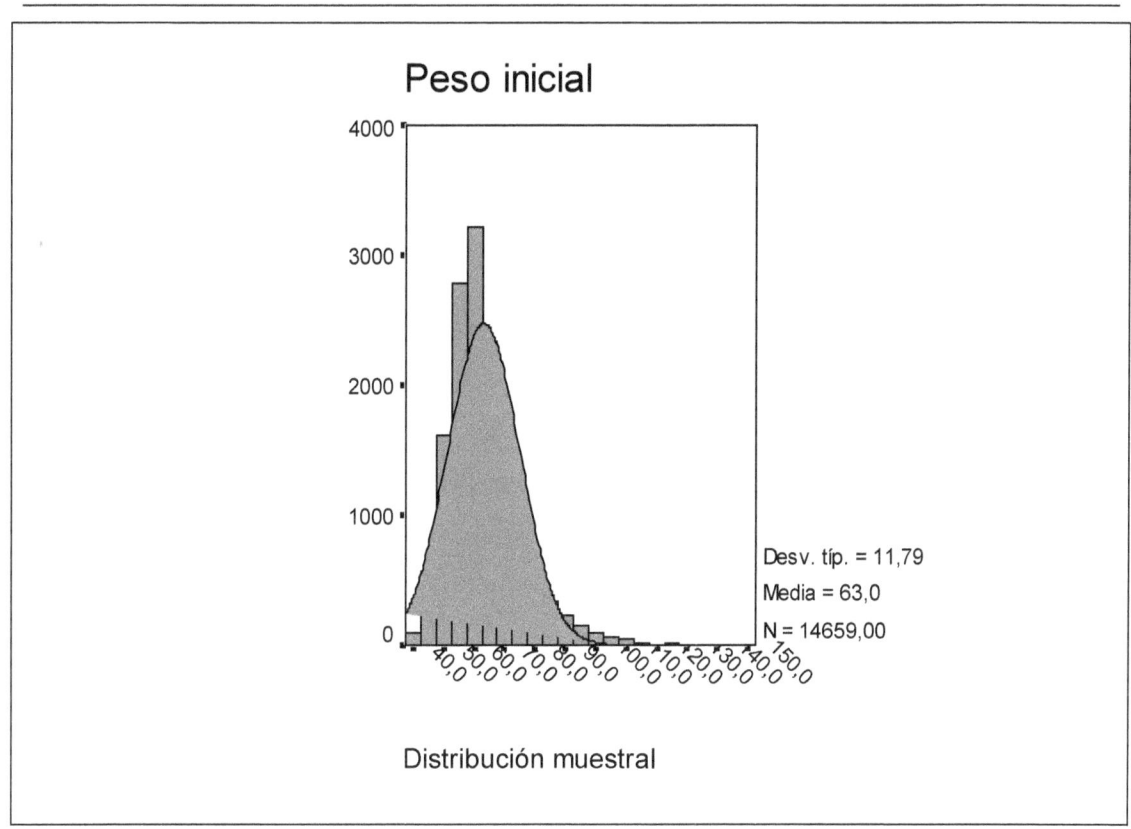

Figura 5-110 Peso materno al comienzo del embarazo: distribución muestral.

5.9.2.2 Estudio de la relación entre el peso materno al inicio de la gestación y el peso al nacer desglosado por edad gestacional

A continuación, se muestra un estudio desglosado por edad gestacional de la relación existente entre el peso materno al comienzo del embarazo y el peso del recién nacido.

5.9.2.2.1 35 semanas

Se estudiaron 69 casos.

El coeficiente de correlación de Pearson fue de 0,230 (p = 0,05), en el límite de la significación estadística.

5.9.2.2.2 36 semanas

Se estudiaron 110 casos.

El coeficiente de correlación de Pearson fue de 0,227 (p <0,05), estadísticamente significativo.

5.9.2.2.3   *37 semanas*

Se estudiaron 258 casos.

El coeficiente de correlación de Pearson fue de 0,182 (p < 0,01). Estadísticamente significativo.

5.9.2.2.4   *38 semanas*

Se estudiaron 560 casos.

El coeficiente de correlación de Pearson fue de 0,242 (p < 0,01). Estadísticamente significativo.

5.9.2.2.5   *39 semanas*

Se estudiaron 980 casos.

El coeficiente de correlación de Pearson fue de 0,231(p < 0,01). Estadísticamente significativo.

5.9.2.2.6   *40 semanas*

Se estudiaron 1210 casos.

El coeficiente de correlación de Pearson fue de 0,222 (p < 0,01). Estadísticamente significativo.

5.9.2.2.7   *41 semanas*

Se estudiaron 943 casos.

El coeficiente de correlación de Pearson fue de 0,164 (p <0,01).

5.9.2.2.8   *42 semanas*

Se estudiaron 366 casos.

El coeficiente de correlación de Pearson fue de 0,205 (p < 0,01). Estadísticamente significativo.

5.9.3 Estudio del índice de masa corporal materno en embarazos a término

5.9.3.1 Datos generales de la muestra

Realizamos un estudio del índice de masa corporal (IMC) materno (peso en Kg dividido por la talla en metros al cuadrado) basándonos en una muestra de 14.659 partos.

El IMC medio fue de 24,5 con un intervalo de confianza para el 95 % de 24,43 a 24,57 y una desviación típica de 4,33. La razón de asimetría de la muestra resultó ser de 1,36 (error típico de 0,20)

En la Tabla 5-66 se muestran los percentiles de IMC al inicio del embarazo en nuestra muestra.

Percentiles	5	10	25	50	75	90	95
	19,0520	19,9792	21,6128	23,6466	26,4381	30,0914	32,9120
Bisagras de Tukey			21,6128	23,6466	26,4381		

Tabla 5-66 Percentiles de índice de masa corporal al comienzo de la gestación.

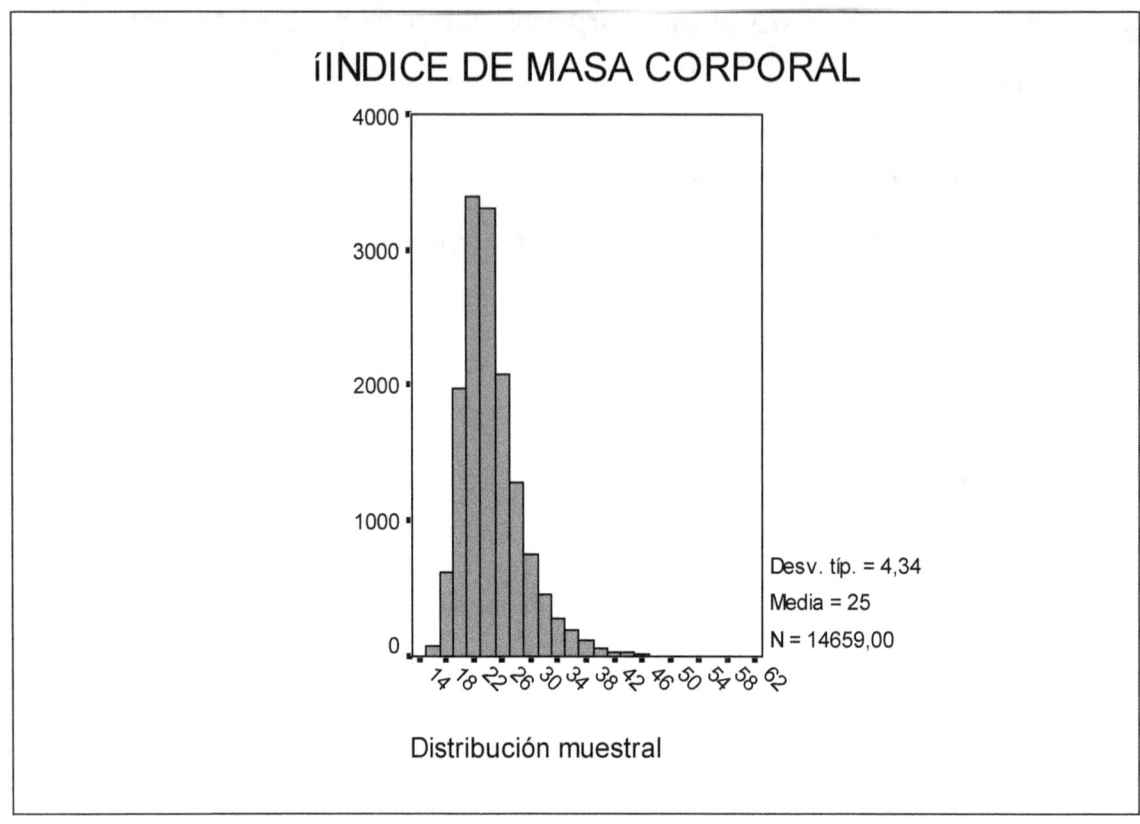

Figura 5-111 Índice de masa corporal: distribución muestral.

La Figura 5-111 muestra la distribución muestral del índice de masa corporal en nuestra muestra.

Como se puede apreciar, la curva se encuentra desviada hacia la izquierda y presenta una acusada prolongación de la cola correspondiente a los valores superiores.

En la Figura 5-112 se muestra un gráfico Q-Q de normalidad en el que se recalca lo expuesto en el párrafo anterior.

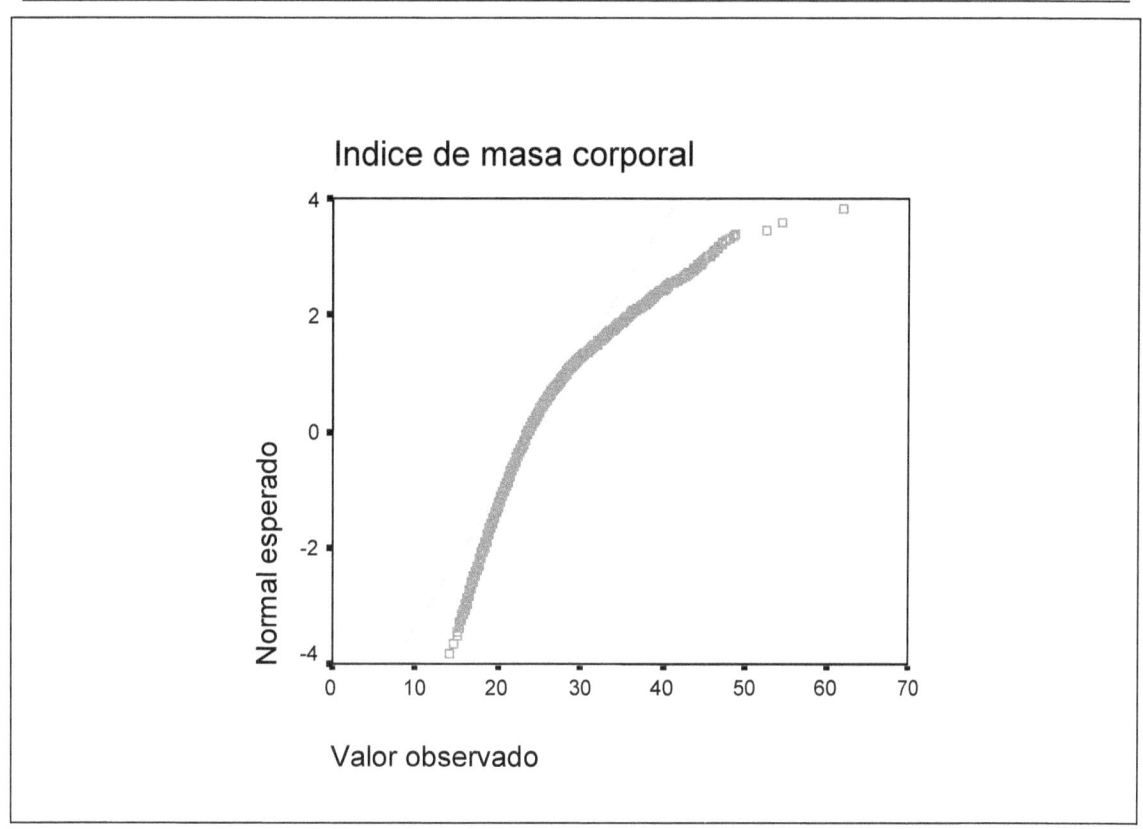

Figura 5-112 Índice de masa corporal.

5.9.3.2 Estudio por edad gestacional en embarazos a término

A continuación se muestra un estudio desglosado por edad gestacional de la relación existente entre el IMC materno al comienzo del embarazo y el peso del recién nacido.

5.9.3.2.1   37 semanas de gestación

Se estudiaron 258 casos.

El coeficiente de correlación de Pearson fue de 0,125 (p < 0,05). Estadísticamente significativo.

5.9.3.2.2   38 semanas de gestación

Se estudiaron 560 casos.

El coeficiente de correlación de Pearson fue de 0,228 (p < 0,01). Estadísticamente significativo.

5.9.3.2.3   39 semanas de gestación

Se estudiaron 980 casos.

El coeficiente de correlación de Pearson fue de 0,163($p < 0,01$). Estadísticamente significativo.

5.9.3.2.4   40 semanas de gestación

Se estudiaron 1210 casos.

El coeficiente de correlación de Pearson fue de 0,168 ($p < 0,01$). Estadísticamente significativo.

5.9.3.2.5   41 semanas de gestación

Se estudiaron 943 casos.

El coeficiente de correlación de Pearson fue de 0,106 ($p < 0,01$).

5.9.3.2.6   42 semanas de gestación

Se estudiaron 366 casos.

El coeficiente de correlación de Pearson fue de 0,153 ($p < 0,01$). Estadísticamente significativo.

5.9.3.3 Comparación de medias utilizando la clasificación de índice de masa corporal propuesta por la O.M.S.

5.9.3.3.1 Comparación entre peso normal y obesidad grado 1.

	IMC codificado	N	Media	Desviación típica	Error típ. de la media
Peso al nacer	PESO NORMAL	8482	3254,82	718,452	7,801
	SOBREPESO OBESIDAD GRADO 1	3753	3333,82	548,034	8,946

Tabla 5-67 Peso al nacer: media y desviación típica en mujeres con peso normal frente a mujeres con obesidad grado 1

Como se puede apreciar en la Tabla 5-67 la media al nacer es discretamente superior en el grupo de obesidad grado 1 cuando se compara con el grupo de peso normal. Esta diferencia resultó estadísticamente significativa ($p<0,01$) al aplicar el test estadístico T para muestras independientes (Tabla 5-68).

	Prueba de Levene para la igualdad de varianzas		T				95%I.C.	
	F	Sig.	t	gl	Sig. (bilateral)	Diferencia de medias	Inferior	Superior
Se han asumido varianzas iguales	2,155	,142	-6,007	12233	0,000	-79,00	-104,778	-53,222
No se han asumido varianzas iguales			-6,656	9259,2	0,000	-79,00	-102,266	-55,733

Tabla 5-68 Prueba T para la igualdad de medias de peso al nacer entre los grupos de peso normal y obesidad grado 1.

5.9.3.3.2   Comparación entre peso normal y obesidad grado 2.

	IMC codificado	N	Media	Desviación típica	Error típ. de la media
Peso al nacer	PESO NORMAL	8482	3254,82	718,452	7,801
	SOBREPESO OBESIDAD GRADO 2	1355	3400,53	597,057	16,220

Tabla 5-69 Peso al nacer: media y desviación típica en mujeres con peso normal frente a mujeres con obesidad grado 2.

Como se puede apreciar en la Tabla 5-69 la media al nacer es superior en el grupo de obesidad grado 2 cuando se compara con el grupo de peso normal. Esta diferencia resultó estadísticamente significativa (p<0,01) al aplicar el test estadístico T para muestras independientes (Tabla 5-70).

	Prueba de Levene		T					95% Intervalo de confianza para la diferencia	
	F	Sig.	t	gl	Sig. (bilateral)	Diferencia de medias		Inferior	Superior
Se han asumido varianzas iguales	10,186	,001	-7,08	9835	0,000	-145,70		-186,01	-105,39
No se han asumido varianzas iguales			-8,09	2035,46	0,000	-145,70		-181,00	-110,40

Tabla 5-70 Prueba T para la igualdad de medias de peso al nacer entre los grupos de peso normal y obesidad grado 2.

5.9.3.3.3   Comparación entre peso normal y obesidad grado 3.

	IMC codificado	N	Media	Desviación típ.	Error típ. de la media
Peso al nacer	PESO NORMAL	8482	3254,82	718,452	7,801
	SOBREPESO OBESIDAD GRADO 3	94	3569,10	652,120	67,261

Tabla 5-71 Peso al nacer: media y desviación típica en mujeres con peso normal frente a mujeres con obesidad grado 3.

La Tabla 5-71 muestra la media de peso al nacer en mujeres con peso normal frente a mujeres con obesidad grado 3. Como se puede apreciar, la media de peso fue superior en el grupo de obesas, resultando esta diferencia significativa con un valor de p<0,01 (Tabla 5-72).

	Prueba de Levene		T				95% Intervalo de confianza para la diferencia	
	F	Sig.	t	gl	Sig. (bilateral)	Diferencia de medias	Inferior	Superior
Se han asumido varianzas iguales	3,823	,051	-4,22	8574	0,000	-314,27	-460,19	-168,35
No se han asumido varianzas iguales			-4,64	95,51	0,000	-314,27	-448,69	-179,85

Tabla 5-72 Prueba T para la igualdad de medias de peso al nacer entre los grupos de peso normal y obesidad grado 3.

5.10 Estudio comparativo del peso al nacer en función de la fórmula obstétrica.

5.10.1   Análisis de la influencia del número del embarazo en que se produce el parto sobre el peso del recién nacido.

GESTA	N	Media	Desviación típ.	Error típ. de la media
2 embarazos o más	7561	3314,64	551,672	6,344
Primigestas	5046	3222,30	543,829	7,656

Tabla 5-73 Peso al nacer: primigestas frente a 2 embarazos o más.

Como se puede apreciar en la Tabla 5-73, el peso medio al nacer fue superior en las gestantes en las que el parto ocurría en su segundo embarazo o superior.

La prueba T de Student para comparación de medias entre muestras independientes mostró que la diferencia entre ambos grupos resultaba significativa (t = 9,28; p<0,001).

5.10.2   Análisis de la influencia del número partos anteriores sobre el peso del recién nacido.

PARA	N	Media	Desviación típ.	Error típ. de la media
Algún parto anterior	6281	3317,63	549,885	6,938
Nulíparas	6149	3234,33	549,426	7,007

Tabla 5-74 Peso medio al nacer: Primíparas vs algún parto anterior.

La Tabla 5-74 muestra el peso medio al nacer en primíparas frente a mujeres que ya habían parido con anterioridad (con independencia del número de partos anteriores). Como se ve, el peso al nacer es mayor en el grupo de mujeres que ya habían parido con anterioridad. El test T de Student para dos muestras independientes ofreció un resultado de 8,447 (p<0,001). La diferencia de medias fue de 83,29 gramos a favor de las gestantes que ya habían parido anteriormente.

5.10.3   Análisis de la influencia del número de abortos previos sobre el peso del recién nacido.

ABORTOS	N	Media	Desviación típ.	Error típ. de la media
>= 1	2006	3289,56	567,093	12,662
< 1	10424	3273,89	548,094	5,368

Tabla 5-75 Peso medio al nacer: Sin abortos previos vs. algún aborto anterior.

En la Tabla 5-75 se aprecia el peso medio al nacer en mujeres sin abortos previos al compararlas con aquellas que habían presentado algún aborto anterior. Si bien hay una diferencia en las medias de 15,66 gramos, dicha diferencia no resultó significativa al aplicar el estadístico T de Student para dos muestras independientes.

ABORTOS	Media	N	Desv. típ.
0	3273,89	10424	548,094
1	3307,29	1620	551,423
2	3224,55	323	612,593
3	3191,96	51	712,957
4	3093,18	11	559,881
5	2705,00	1	,
Total	3276,42	12430	551,211

**Tabla 5-76 Peso medio al nacer en función
del número de abortos previos.**

Si bien en la Tabla 5-76 se aprecia claramente una tendencia a presentar pesos medios cada vez menores cuando aumenta el número de abortos previos, la diferencia de medias no resultó estadísticamente significativa entre los distintos grupos.

5.10.4   Análisis de la influencia del número de cesáreas previas sobre el peso del recién nacido.

En la Tabla 5-77 se muestra la diferencia entre el peso medio al nacer en mujeres que no habían sido sometidas a cesárea frente al grupo que tenía el antecedente de una cesárea previa.

CESAREAS	N	Media	Desviación típica	Error típ. de la media
Antecedentes de cesárea	710	3345,98	571,573	21,451
Sin antecedentes de cesárea	11720	3272,21	549,696	5,078

Tabla 5-77 Peso medio al nacer: Sin antecedentes de cesárea vs. gestantes con cesárea anterior.

Como se puede apreciar, la media de peso al nacer en recién nacidos de madres con cesárea anterior fue mayor que en mujeres sin antecedentes de cesárea. Esta diferencia en la media de 73,78 gramos resultó estadísticamente significativa (t=3,34; p<0,01).

5.11 Indice de Apgar en gestaciones a término en función del peso al nacer

Se realizó un estudio retrospectivo de casos y controles basado en una muestra de 16.351 partos en los que además del peso al nacer se disponía del índice de Apgar al minuto y a los 5 minutos.

Todos los recién nacidos fueron clasificados en función del percentil de peso al nacer que ocuparan basándonos en las tablas realizadas por nosotros mismos anteriormente.

Se realizaron los siguientes grupos:

- Peso por debajo del percentil 3

- Peso entre el percentil 3 y el percentil 5

- Peso entre el percentil 5 y el percentil 10

- Peso entre el percentil 10 y el percentil 90

- Peso entre el percentil 90 y el percentil 95

- Peso entre el percentil 95 y el percentil 97

- Peso por encima del percentil 97.

Se clasificó como "caso" (mal resultado perinatal) la obtención de un test de Apgar a los 5 minutos igual o inferior a 7.

A continuación, se realizó un análisis del riesgo relativo de presentar un mal resultado perinatal fijando el punto de corte para considerar al recién nacido como CIR en tres niveles diferentes:

- por debajo del percentil 10

- por debajo del percentil 5

- por debajo del percentil 3.

De esta forma, en el primer análisis, el grupo de casos lo constituyeron los recién nacidos cuyo peso al nacer se encontraba por debajo del percentil 10 y el grupo control los recién nacidos cuyo peso al nacer se encontraba entre el percentil 10 y el percentil 90.

En el segundo análisis el grupo de casos lo constituyeron aquellos recién nacidos que presentaron un peso al nacer por debajo del percentil 5 y el grupo de controles aquellos cuyo peso al nacer se encontró entre el percentil 5 y el 90.

Por último, en el tercer análisis se tomó como grupo de casos a aquellos recién nacidos con un peso al nacer por debajo del percentil 3 y el grupo control lo constituyeron aquellos recién nacidos que presentaron un peso al nacer entre el percentil 3 y el 90.

5.11.1 Riesgo de presentar mal resultado perinatal en recién nacidos con peso al nacer por debajo del percentil 10.

		CIR	NO CIR	
Apgar a los 5 minutos	Apgar <=7	88	281	369
	Apgar > 7	2152	13830	15982
Total		2240	14111	16351

Tabla 5-78 Tabla de contingencia: mal resultado perinatal por debajo del percentil 10.

La Tabla 5-78 muestra la tabla de contingencia que contiene los resultados encontrados cuando el punto de corte para considerar a un recién nacido como CIR se estableció en el percentil 10.

El valor obtenido por el test Chi cuadrado de Pearson (Tabla 5-79) fue de 32,88 estadísticamente muy significativo ($p < 0,001$).

	Valor	gl	Sig. asintótica (bilateral)	Sig. exacta (bilateral)	Sig. exacta (unilateral)
Chi-cuadrado de Pearson	32,889	1	,000		
Corrección por continuidad	32,017	1	,000		
Razón de verosimilitud	28,002	1	,000		
Estadístico exacto de Fisher				,000	,000
N de casos válidos	16351				

Tabla 5-79 Resultado perinatal por debajo del percentil 10: Pruebas de Chi-cuadrado

El riesgo relativo de presentar un test de Apgar a los 5 minutos igual o inferior a 7 fue de 2,013 (intervalo de confianza 1,57 – 2,56).

5.11.2 Riesgo de presentar mal resultado perinatal en recién nacidos con peso al nacer por debajo del percentil 5.

		CIR	NO CIR	
Apgar a los 5 minutos	Apgar <=7	61	308	369
	Apgar > 7	1137	14845	15982
Total		1198	15153	16351

Tabla 5-80 Tabla de contingencia: mal resultado perinatal por debajo del percentil 5

La Tabla 5-80 muestra la tabla de contingencia que contiene los resultados encontrados cuando el punto de corte para considerar a un recién nacido como CIR se estableció en el percentil 5.

El valor obtenido por el test Chi cuadrado de Pearson (Tabla 5-81) fue de 47,10 estadísticamente muy significativo (p < 0,001).

	Valor	gl	Sig. asintótica (bilateral)	Sig. exacta (bilateral)	Sig. exacta (unilateral)
Chi-cuadrado de Pearson	47,105	1	,000		
Corrección por continuidad	45,728	1	,000		
Razón de verosimilitud	35,908	1	,000		
Estadístico exacto de Fisher				,000	,000
N de casos válidos	16351				

Tabla 5-81 Resultado perinatal por debajo del percentil 5: Pruebas de Chi-cuadrado

El riesgo relativo de presentar un test de Apgar a los 5 minutos igual o inferior a 7 fue de 2,58 (intervalo de confianza 1,95 – 3,42).

5.11.3 Riesgo de presentar mal resultado perinatal en recién nacidos con peso al nacer por debajo del percentil 3.

		CIR	NO CIR	
Apgar a los 5 minutos	Apgar <=7	52	317	369
	Apgar > 7	726	15256	15982
Total		778	15573	16351

Tabla 5-82 Tabla de contingencia: mal resultado perinatal por debajo del percentil 3.

La Tabla 5-82 muestra la tabla de contingencia que contiene los resultados encontrados cuando el punto de corte para considerar a un recién nacido como CIR se estableció en el percentil 3.

El valor obtenido por el test Chi cuadrado de Pearson (Tabla 5-83) fue de 32,88 estadísticamente muy significativo (p < 0,001).

	Valor	gl	Sig. asintótica (bilateral)	Sig. exacta (bilateral)	Sig. exacta (unilateral)
Chi-cuadrado de Pearson	72,579	1	,000		
Corrección por continuidad	70,488	1	,000		
Razón de verosimilitud	49,188	1	,000		
Estadístico exacto de Fisher				,000	,000
N de casos válidos	16351				

Tabla 5-83 Resultado perinatal por debajo del percentil 3: Pruebas de Chi-cuadrado

El riesgo relativo de presentar un test de Apgar a los 5 minutos igual o inferior a 7 fue de 3,44 (intervalo de confianza 2,54 – 4,66).

DISCUSIÓN

Discusión

Con objeto de sistematizar la Discusión hemos considerado apropiado seguir el orden establecido por nosotros mismos en el apartado dedicado a Resultados.

5.12 Tablas de normalidad de peso al nacer.

Existe un elevado número de curvas y tablas de referencia de peso al nacer publicadas en la literatura médica. Goldenberg et al. en un estudio publicado en 1989 realizan una revisión de una quincena de curvas de referencia anglosajonas publicadas a partir de 1963.[62] Mas recientemente, Ego et al. [63] publican una exhaustiva revisión de la literatura sobre las curvas de peso al nacer incluyendo en el estudio 19 publicaciones sobre peso al nacer ajustado por sexo y publicadas entre 1971 y 2001. A ellas hemos añadido en nuestra revisión la publicada por Santamaría et al.[64] en 1998, fruto de la colaboración de 37 centros sanitarios dentro del Grupo de Trabajo de Segovia de la Sociedad Española de Ginecología y Obstetricia. También hemos incluido en nuestra revisión la curva publicada por Salomón et al.[65] en 2007 realizada en una muestra de casi 60.000 recién nacidos franceses (nacidos en Yvelines).

A la hora de comparar las distintas tablas halladas en la literatura con los resultados hallados en nuestra muestra hemos tomado como referencia el peso de los recién nacidos a las 40 semanas (bien el peso medio al nacer o el percentil 50 dependiendo de los datos expresados en cada estudio). La Tabla 0-1 muestra el peso neonatal a las 40 semanas de gestación (peso medio y desviación estándar o percentil 50) para cada sexo (cuando está disponible) encontrado por cada autor.

Autor	País	Año de inclusión	40 semanas de gestación: Peso medio (DS) o Percentil 50	
			Varones	Niñas
Roemer [66]	Alemania	1976-1984	3584(437)	3430(405)
Voigt [67]	Alemania	1984-1985	3470	3330
Roberts [68]	Australia	1991-1994	3610 (432)	3463 (414)
Dobbins et al[69]	Australia	1998-2007	3620	3480
Pedreira et al[70]	Brasil	2003-2005	3369	3248
Usher [71]	Canadá	1959-1963	3480 (460)	
Arbuckle [72]	Canadá	1986-1988	3600	3450
Kramer [73]	Canadá	1994-1996	3638(447)	3486 (434)
Santamaría [64]	España	1989	3410	3270
Nuestra muestra	***España***	***1993-2005***	***3475***	***3320***
Lubchenco [46]	Estados Unidos	1948-61	3290	3160
Brenner [74]	Estados Unidos	1972-1975	3280	
Alexander [75]	Estados Unidos	1991	3495	
Leroy [76]	Francia	1969-1970	3370	
Mamelle [77]	Francia	1984-1988	3464	3326
Salomon [65]	Francia	2002-2005	3395(410)	3267(404)
Hayes [78]	Irlanda	1979	3619	3485
Parazzini [79]	Italia	1984-1985	3479	3332
Skjaerven [80]	Noruega	1967-1998	3725 (460)	3575 (440)
Thomson [81]	Reino Unido	1948-1964	3490	3340
Milner [82]	Reino Unido	1967-1971	3460	3330
Keen [83]	Reino Unido	1976-1984	3726(341)	3438 (334)
Wilcox [84]	Reino Unido	1986-1991	3596(441)	3466(417)
Lawrence [85]	Suecia	1977-1981	3646(438)	3506(411)

Tabla 0-1.- Peso medio al nacer o percentil 50 según las distintas curvas analizadas.

Como se puede apreciar en dicha tabla, los pesos encontrados en nuestro estudio muestran diferencias y similitudes en función del origen de la muestra comparada.

Así, nuestros recién nacidos mostraron pesos a las 40 semanas inferiores a los encontrados en muestras de Australia, Canadá, Irlanda, Noruega, Reino Unido y Suecia. Como cabía esperar, los resultados hallados son muy similares a los descritos en los estudios realizados en países de nuestro entorno como Alemania, Francia e Italia.

En relación con la tabla de Santamaría et al (56) referida a población española y publicada en 1998, el percentil 50 a las 40 semanas de gestación es similar aunque discretamente inferior en su muestra que el encontrado en nuestra serie (varones 3410 frente a 3475; mujeres 3270 frente a 3320).

Al objeto de obtener una comparación más completa con la principal tabla de referencia realizada en nuestro país, la Tabla 0-2 muestra el percentil 50 para cada edad gestacional y sexo de la tabla de Santamaría et al.[64] y la nuestra, así como las diferencias encontradas entre ambas. Como se puede apreciar en dicha tabla, las diferencias encontradas son mínimas aunque entre las 38 y las 42 semanas, nuestros recién nacidos presentaron pesos mayores en todos los casos.

Edad gestacional	Santamaría et al.		Nosotros.		Diferencia	
	Varones	Mujeres	Varones	Mujeres	Varones	Mujeres
31	1630	1610	1570	1592	- 60	-18
32	1800	1833	2020	1895	+ 220	+ 62
33	2050	1950	2120	1932	+ 70	-18
34	2300	2200	2325	2180	+ 25	-20
35	2523	2445	2495	2487	-28	-42
36	2700	2600	2705	2590	+5	-10
37	2980	2870	2975	2850	- 5	-20
38	3150	3050	3170	3055	+ 20	+ 5
39	3300	3170	3330	3200	+ 30	+ 30
40	3410	3270	3475	3320	+ 65	+ 50
41	3500	3370	3570	3400	+ 70	+ 30
42	3553	3400	3610	3460	+ 57	+ 60

Tabla 0-2.- Comparación de tablas de percentiles: Santamaría et al.[64] vs nuestra muestra.

Una posible explicación a esta diferencia puede radicar en la fuerte correlación existente entre el peso al nacer y el IMC corporal materno hecho que ha sido anteriormente demostrado por diversos autores[86, 87 y 88] y puesto de manifiesto de nuevo en el presente estudio (Ver apartado 5.9.3 en la pág. 199).

El mayor peso al nacer en nuestra muestra podría estar influenciado por la mayor prevalencia de obesidad en nuestra Comunidad Autónoma, hecho que ha sido puesto de manifiesto por el estudio publicado por la Sociedad Española para el Estudio de la obesidad (SEEDO)[89], en el que se aprecia una prevalencia de obesidad en mujeres de la Comunidad Autónoma Andaluza superior a la media nacional (Ver Figura 0-1).

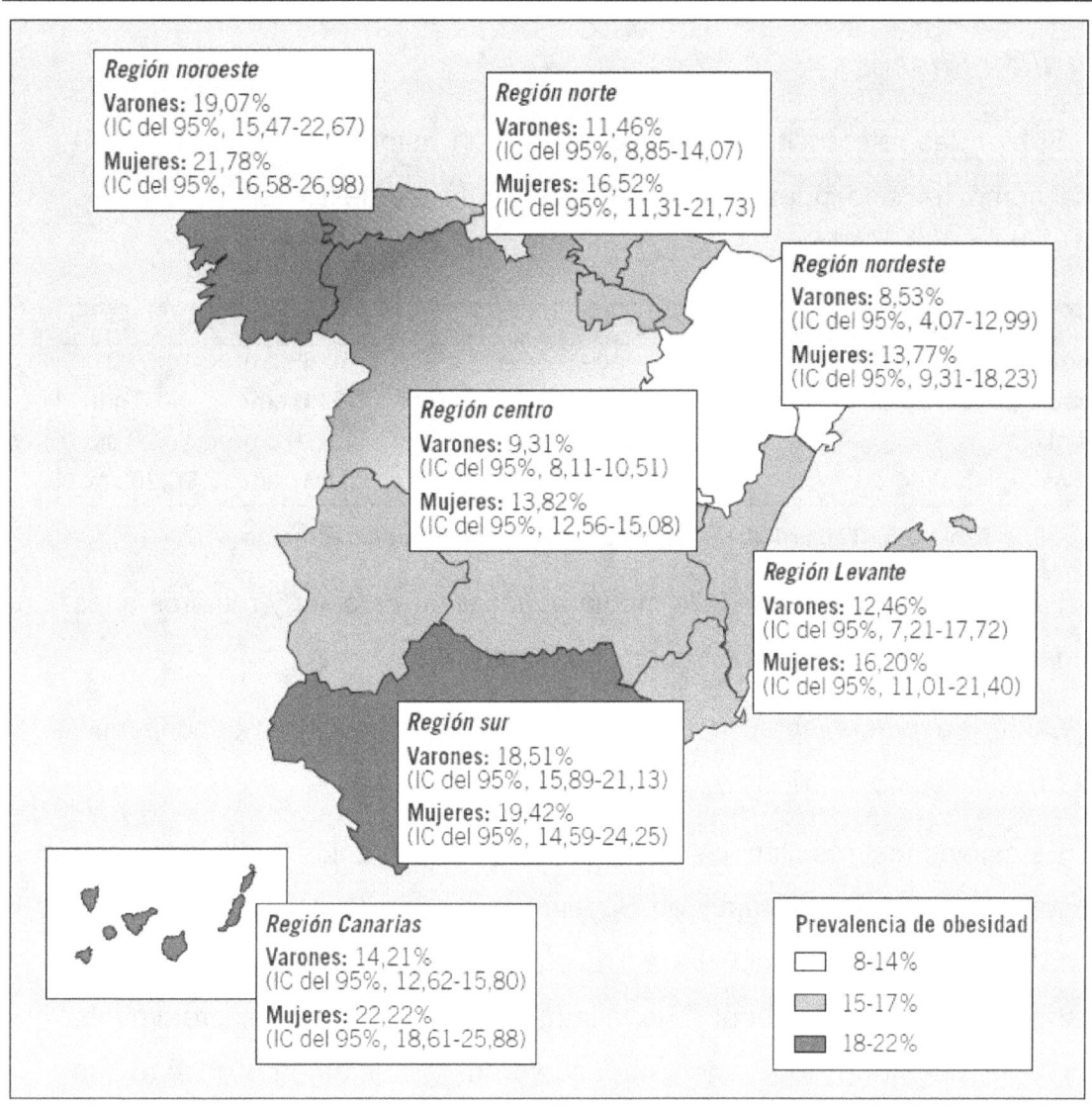

Figura 0-1.- Distribución de la prevalencia de obesidad en España (índice de masa corporal de 30 kg/m2 o mayor) por región geográfica y sexo.
(Tomado de Aranceta et al.[89])

5.13 Talla al nacer

Si bien las referencias al peso al nacer son numerosas en la literatura médica como ha sido puesto de manifiesto en lo expuesto hasta aquí, los estudios alusivos a la talla al nacer son mucho más escasos.[65, 68, 75, 90 y 91]

Autor	País	Año	Varones	Mujeres
Salomón et al.[65]	Francia	2002-2005	50,83 cm	50,02
Niklasson y Albertsson-Wikland.[90]	Suecia	1990-1999	51,6 cm	50,8 cm
Fok et al.[91]	China	1998-2000	51,10 cm	50,20 cm
Nosotros	España	2000-2005	51,37 cm	50,20 cm.

Tabla 0-3.- Talla media al nacer a las 40 semanas de gestación.

La Tabla 0-3 muestra la talla media al nacer en varones y mujeres a las 40 semanas de gestación en los trabajos más relevantes.

Como se puede apreciar, en nuestra muestra encontramos una talla media en varones de 51,37 cm y en mujeres de 50,20 cm.

Estos valores resultan discretamente inferiores a los publicados por Niklasson y Albertsson-Wikland[90] en Suecia y discretamente superiores a los publicados por Salomon et al.[65] para Francia. Por lo que se refiere al estudio realizado en China por Fok et al.[91], la talla media en varones es discretamente inferior a la nuestra y, en mujeres, encuentran la misma talla media que nosotros. La explicación más plausible a estas diferencias halladas puede radicar en diferencias étnicas.

5.14 Influencia de la edad, peso y talla maternos en el peso del recién nacido.

Por lo que se refiere a la edad materna, sin estratificar por edad gestacional, comprobamos que en términos generales, la influencia de la edad materna, aunque estadísticamente significativa ($p<0,01$), es mínima (coeficiente de correlación de Pearson de 0,019).

Analizando de manera separada las gestaciones pretérmino y a término, encontramos que, en nuestra muestra, la edad materna no influyó en el peso al nacer por debajo de las 37 semanas cumplidas y, por el contrario, la influencia encontrada de manera general aumentó por encima de las 37 semanas de gestación, grupo en el cuál el coeficiente de correlación fue de 0,046 (p<0,01).

En nuestro estudio hemos visto que, de las variables analizadas, aquellas que tienen una correlación más estrecha con el peso al nacer son el peso y la talla maternos.

Este hecho ha llevado a algunos autores ha desarrollar tablas adaptadas según el peso y la talla maternos.[25] Se ha demostrado que el uso de estas tablas adaptadas mejora la fiabilidad cuando clasifican a un recién nacido como pequeño para su edad gestacional ya que mediante este método se seleccionan mejor aquellos niños que presentan mayor morbilidad (puntuación anormal en el test de Apgar a los 5 minutos, estancia hospitalaria, ingreso en unidad de cuidados intensivos neonatales, hipoglucemia, necesidad de resucitación neonatal y muerte fetal). Este resultado ha sido puesto de manifiesto tanto en gestaciones de alto riesgo[92] como de bajo riesgo.[93, 94, 95 y 96]

Por otra parte, aquellos recién nacidos que fueron clasificados como normales utilizando tablas adaptadas, presentaron un resultado perinatal similar al encontrado en la población general.[92, 93, 94 y 95]

Recientemente, Figueras et al.[97] en un estudio realizado en Barcelona encuentran resultados similares a los expuestos en el párrafo anterior. En este trabajo, los autores comparan los resultados perinatales obtenidos en aquellos recién nacidos clasificados como bajo peso para la edad gestacional con los recién nacidos de peso normal, utilizando de una parte tablas de percentiles poblacionales y, de otra parte, estándares adaptados utilizando un método propuesto por ellos mismos en un trabajo anterior realizado en 2006 y publicado en 2008.[98]

Dichos autores encuentran una tasa de bajo peso al nacer según tablas de percentiles de un 11,1 % frente al 13,7 % encontrado al utilizar criterios adaptados. Al analizar el riesgo de presentar daño neonatal (neurológico y no neurológico), los autores demuestran que el método basado en criterios adaptados predice mejor la morbilidad que las tablas de percentiles poblacionales. Así, en el caso del daño neurológico, la *odds ratio* hallada con criterios adaptados fue de 1,62 (I.C. para el 95 % de 1,02 a 2,57) frente a 1,39 (I.C. 95 % de 0,81 a 2,35) hallado al usar tablas poblacionales.

En el caso del daño no neurológico, la *odds ratio* usando criterios adaptados fue de 2,1 (I.C. para el 95 % de 1,23 a 3,57) frente a 1,5 (I.C. 95 % 0,7 a 2,9) hallado al usar tablas poblacionales.

En nuestra muestra encontramos que existe una correlación positiva entre el índice de masa corporal materno y el peso al nacer (ver apartado 5.9.3 "Estudio del índice de masa corporal materno en embarazos a término"). Así, por ejemplo, a las 40 semanas de gestación, el estudio estadístico mostró un índice de correlación entre el IMC materno y el peso al nacer de 0,168 (p<0,01).

Por otra parte, pero en el mismo sentido, al clasificar nuestras madres según la clasificación de IMC propuesta por la O.M.S. encontramos que el peso medio al nacer aumenta de manera estadísticamente significativa con la obesidad materna. Así, el peso medio al nacer en gestaciones a término fue de 3254,82 gramos (D.E. 718) en el grupo con peso normal; de 3333,82 gramos (D.E. 548) en gestantes con obesidad grado 1; de 3400,53 gramos (D.E. 597) en gestantes con obesidad grado 2 y de 3569,10 (D.E. 652) en gestantes con obesidad grado 3.

Estos datos hallados en nuestro estudio son coherentes con los hallados por otros autores que encuentran mayores tasas de macrosomía fetal en las gestantes obesas.[86, 87 y 88]

5.15 Resultado perinatal en función del peso al nacer.

Ya se ha reseñado anteriormente que un crecimiento fetal por debajo de los límites de la normalidad supone un importante factor de riesgo para presentar un mal resultado perinatal. Así, cuando se les compara con fetos que presentan un crecimiento normal, los fetos que presentan una restricción en el crecimiento tienen mayores tasas de muerte fetal y neonatal, hipoxia, hipotermia, hipoglucemia, aspiración meconial y alteraciones del desarrollo neurológico.[30, 32, 33, 34 y 35]

Siguiendo el criterio clásico que clasifica al recién nacido como CIR cuando su peso al nacer se encuentra por debajo del percentil 10 y utilizando nuestras propias curvas realizadas en el presente estudio, el riesgo de presentar un mal resultado perinatal fue de 2,013 (intervalo de confianza para el 95 % de 1,57 a 2,56) hallazgo que resulta coherente con los encontrados anteriormente en la literatura.

Sin embargo, como ya se reseñó anteriormente, el límite a partir del cuál un recién nacido es considerado CIR se basa exclusivamente en criterios estadísticos. Por ello, buscando una mayor especificidad en la predicción del riesgo perinatal, algunos autores han planteado la posibilidad de restringir el concepto a recién nacidos cuyo peso al nacer se encontrase por debajo de percentiles menores al 10 (como el percentil 5 o incluso el percentil 3).[26, 31]

Siguiendo este ejemplo, en nuestro estudio, en el grupo de recién nacidos con peso inferior al percentil 5, el riesgo relativo de presentar un test de Apgar a los 5 minutos igual o inferior a 7 fue de 2,58 (intervalo de confianza 95 %: 1,95 – 3,42). Y, por último, en el grupo de recién nacidos con peso al nacer por debajo del percentil 3, el riesgo relativo de presentar un test de Apgar a los 5 minutos igual o inferior a 7 fue de 3,44 (intervalo de confianza 95 %: 2,54 – 4,66). Estos resultados nos ponen de manifiesto que, a medida que restringimos el concepto de C.I.R. a percentiles inferiores al 10, el valor predictivo para un mal resultado perinatal, como era de esperar, aumenta.

Sin embargo, sigue abierta la cuestión sobre el percentil óptimo en el que establecer el punto de corte ya que si tomamos el percentil 10 aumentamos la sensibilidad a costa de la especificidad, efecto que se reproduce en sentido contrario si tomamos como punto de corte percentiles cada vez más bajos como el 5 o incluso el 3.

CONCLUSIONES

Conclusiones

1.- El peso y talla al nacer en nuestra área sanitaria siguen una distribución normal por lo que es posible establecer estándares de normalidad mediante tablas y curvas de percentiles.

2.- Observamos que:

- La curva de normalidad de peso de nuestros recién nacidos es similar a la de los países de nuestro entorno (Francia, Italia, Alemania) así como del resto de España (estudio multicéntrico nacional del grupo de estudio de Segovia de la Sociedad Española de Ginecología y Obstetricia).

- El peso al nacer en nuestros recién nacidos es inferior al de los recién nacidos de países del norte de Europa (Noruega y Suecia) y del Reino Unido.

3.- Observamos que:

- Nuestros recién nacidos presentan tallas al nacer inferiores a las publicadas para Suecia y discretamente superiores a las publicadas para Francia.

4.- Las tablas de percentiles de peso al nacer elaboradas en el presente estudio se mostraron eficaces para predecir el riesgo perinatal ya que aquellos recién nacidos cuyo peso al nacer se encontraba comprendido entre el percentil 10 y el percentil 90 fueron los que mostraron mejores resultados perinatales.

5.- El riesgo de presentar un mal resultado perinatal aumenta progresivamente a medida que el peso al nacer disminuye por debajo del percentil 5 y percentil 3.

6.- El peso al nacer se ve influenciado por el peso materno al inicio de la gestación y por la talla materna

7.- El peso al nacer se ve influenciado por el índice de masa corporal materno al inicio de la gestación de manera que a mayor índice de masa corporal materno mayor peso del recién nacido.

Índice analítico

Índice analítico

Referencias bibliográficas

Referencias bibliográficas

[1] González R, Gómez R, Castro R, Kae J, Merino P, Etchegaray A et al.Curva nacional de distribución de peso al nacer según edad gestacional. Chile, 1993 a 2000. Rev Méd Chile. 2004; 132(10): 1155-65.

[2] McCowan L y Stewart AW. Term birthweight centiles for babies from New Zealand's main ethnic groups. Aust N Z J Obstet Gynaecol. 2004; 44: 432-5.

[3] Evans S, Alberman E, Pashley J, Hampton B. International collaborative effort (ICE) on birth weight, plurality and perinatal and infant mortality. II: Comparisons between birth weight distributions of births in member countries from 197o to 1984. Acta Obstet Gynecol Scand. 1989; 68: 11-7.

[4] Graafmans WC, Richardus JH, Borsboom GJ, Bakketeig L, Langhoff-Roos J, Bergsjo P, et al. EuroNatal working group. Birth weight and perinatal mortality: a comparison of "optimal" birth weight in seven Western European countries. Epidemiology. 2002; 13: 569-74.

[5] Graner S, Klingberg-Allvin M, Phuc HD, Huong DL, Krantz G, Mogren I. Adverse perinatal and neonatal outcomes and ther determinants in rural Vietnam 1999-2005. Paediatr Perinat Epidemiol. 2010; 24: 535-545.

[6] Ng SK, Olog A, Spinks AB, Cameron CM, Searle J, McClure RJ. Risk factors and obstetric complications of large for gestational age births with adjustments for community effects: results from a new cohort study. BMC Public Health. 2010; 10:460.

[7] Wen SW, Kramer MS, Platt RW, Demissie K, Joseph KS, Liu S, Sauve R. Secular trends of fedtal growth in Canada, 1981 to 1997. Paediatr Perinat Epidemiol. 2003; 17: 347-54.

[8] Barros FC, Victora CG, Barros AJD, Santos II, Albernaz E, Matijasevich A, Domingues MR et al. The challenge of reducing mortality in middle-income countries: findings form three brazilian birth cohorts in 1982, 1993 and 2004. The Lancet. 2005; 365: 847-54.

[9] Blondel B, Breart G, Du Mazaubrun Ch, Badeyan G, Wcislo M, Lordier A et al. La situation périnatale en France : Évolution entre 1981 et 1995. J Gynecol Obstet Biol Reprod (Paris). 1997 ; 26 : 770-80.

[10] Alberman E. Are our babies becoming bigger ? J R Soc Med. 1991; 84: 257-60.

[11] Rosenberg M. Birth weights in three Norwegian cities, 1860-1984. Secular trends and influencing factors. Annals of Human Biology. 1988; 15: 275-88.

[12] Kramer MS, Morin I, Yang H, Platt RW, Usher R, McNamara H et al. Why are babies getting bigger? Temporal trends in fetal growth and its determinants. J Pediatr. 2002; 141: 538-42.

[13] Mariotoni GG, Barros AA. Birth weight and maternal characteristics at the Maternity of Campinas along 25 years. J Pediatr (Rio J). 2000; 76: 55-64.

[14] Oishi K, Takamura N, Kusano Y, Abe Y, Moji K, Takemoto T et al. Secular trenes of sizes at birth in japanese healthy infants born between 1962 and 1988. J Physiol Anthropol Appl Human Sci. 2004; 23: 155-61.

[15] Alonso V, Fuster V, Luna F. La evolución del peso al nacer en España (1981-2002) y su relación con las características de la reproducción. Antropo. 2005; 10: 51-60. www.didac.ehu.es/antropo

[16] Gardosi J, Francis A. Early pregnancy predictors of preterm birth: the role of the menstruation-conception interval. J Obstet Gynaecol. 2000; 107: 228-37.

[17] Morin I, Morin L, Zhang X, Platt RW, Blondel B, Breart G, et al. Determinants and consequences of discrepancies in menstrual and ultrasonographic gestational age stimates. Br J Obstet Gynaecol. 2005; 112: 145-52.

[18] David RJ. Population-based intrauterine growth curves from computerized birth certificates. South Med J. 1983; 76: 1401-6.

[19] Platt RW, Abrahamowicz M, Kramer MS, Joseph KS, Mery L, Blondel B, et al. Detecting and eliminating erroneous gestational ages: a normal mixture model. Statist Med. 2001; 20: 3491-503.

[20] Bernstein I, Gabbe SG. Intrauterine growth restriction. En: Gabbe SG, Niebyl JR, Simpson JL, Annas GJ, eds. Obstetrics: normal and problem pregnancies, 3ª ed. Nueva York: Churchill-Livingstone, 1996:863-86.

[21] Wilcox AJ. On the importance –and the unimportance- of birthweight. Int J Epidemiol. 2001; 30: 1233-1241.

[22] Dunn PM. The search for perinatal definitions and Standard. Acta Pediatr Scand Suppl. 1985; 319:7-16.

[23] World Health Organization Expert Committee on Maternal and Child Health. Public health aspects of low birthweight. World Health Organization. Technical Report Series. 1961; 217: 3.

[24] Reed DM, Stanley FJ. The Epidemiology of Prematurity. Baltimore-Munich: Urban & Schwarzenberg, 1977.

[25] Gardosi J, Chang A, Kalyan B, Sahota D, Symonds EM. Customized antenatal growth charts. Lancet. 1992; 339: 283-90.

[26] McCormick MC. The contribution of low birth weigth to infant mortality and childhood morbidity. N Engl J Med. 1985; 312: 82-90.

[27] Manning FA. General principles and applications of ultrasonography. En: Creasy RK, Resnik R, editors. Maternal-Fetal medicine: principles and practice. Filadelfia: Saunders, 2004.

[28] Weiner CP,Baschat AA. Fetal growth restriction: evaluation and management. En: James DK, Ser PJ, Weiner P, Gonik B, editores. High risk pregnancy: management option. Londres: WB Saunders, 1999.

[29] Gardosi J, Francis A. Controlled trial of fundal height measurement plotted on customized antenatal growth charts. BJOG. 1999; 109: 309-17.

[30] Resnik R, Creasy RK. Intrauterine growth restriction. En: Creasy RK, Resnik R, editors. Maternal-fetal medicine: principles and practice. Philadelphia: Saunders, 2004.

[31] ACOG practice bulletin "Intrauterine growth restriction". N° 12, enero 2000. Clinical management guidelines for obstetrician-gynecologists. Int J Gynecol Obstet 2001; 72: 85-96.

[32] Gardosi J, Mul T, Mongelli M, Fagan D. Analysis of birth weight and gestational age in antepartum stillbirths. BJOG. 1998; 105: 524-30.

[33] De Jong CLD. Optimal antenatal care by the application of individualized standards. Eur J Obstet Gynaecol Reprod Biol. 2000; 92: 185-7.

[34] Fitzhardinge PM, Steven EM. The small-for-date infant. II. Neurological and intellectual sequelae. Pediatrics. 1972; 50:(1).

[35] Barrer DJP. The longterm outcome of retarded fetal growth. Clin Obst Gynecol. 1997; 40: 853-63.

[36] ACOG Practice Bulletin n° 22 "Fetal macrosomia", noviembre 2000. Obstetrics and Gynecology.

[37] Boyd ME, Usher RH, McLean FH. Fetal macrosomía: prediction, risks, proposed management. Obstet Gynecol. 1983; 61: 715-22.

[38] Sermer M, Naylor CD, Gare DJ, Kenshole AB, Ritchie JW, Farine D, et al. Impact of increasing carbohydrate intolerance on maternal-fetal outcomes in 3637 women without gestational diabetes. The Toronto Tri-Hospital Gestational Diabetes Project. Am J Obstet Gynecol. 1995; 173: 146-56.

[39] Golditch IM, Kirkman K. The large fetos. Management and outcome. Obstet Gynecol. 1978; 52: 26-30.

[40] Lazer S, Biale Y, Mazor M, Lewenthal H, Insler V. Complications associated with the macrosomic fetus. J Reprod Med. 1986; 31: 501-5.

[41] Chauhan SP, Lutton PM, Bailey KJ, Guerrieri JP, Morrison JC. Intrapartum clinical, sonographic, and parous patients' estimates of newborn birth weight. Obstet Gynecol. 1992; 79: 956-8.

[42] Zamorsky MA, Biggs WS. Management of suspected fetal macrosomía. Am Fam Physician. 2001;63: 302-6.

[43] Gherman RB, Ouzomian JG, Goodwin TM. Obstetric maneuvers for shoulder dystocia and associated morbidity. Am J Obstet Gynecol. 1998; 178: 1126:30.

[44] Baskett TF, Allen AC. Perinatal implications of shoulder dystocia. Obstet Gynecol. 1995; 86: 14-7.

[45] Lipscomb KR, Gregory K, Shaw K. The outcome of macrosomic infants weigthing at least 4500 grams: Los Angeles County + University of Southern California experience. Obstet Gynecol. 1995; 85: 558-64.

[46] Lubchenko LQ, Hansman C, Dresler M, Boyd E. Intrauterine Growth as estimated from liveborn birth-weight data at 24 to 42 weeks of gestation. Pediatrics. 1963; 32: 793-800.

[47] Overpeck MD, Hediger ML, Zhang J, Trumble AC, Klebanoff MA. Birth weight for gestational age of Mexican American infants born in the United States. Obstet Gynecol. 1999; 93(6): 943-7.

[48] Skjaerven R, Gjessing HK, Bakketeig LS. Birthweight by gestational age in Norway. Acta Obstet Gynecol Scand. 2000; 79: 440-9.

[49] McCowan L, Steswart AW. Term birthweight centiles for babies from New Zealand's main ethnic groups. Aust N Z J Obstet Gynaecol. 2004; 44(5): 432-5.

[50] Festini F, Procopio E, Tacceti G, Repetto T, Cioni ML, Campana S et al. Birth Weight for gestational age centiles for Italian neonates. J Matern Fetal Neonatal Med. 2004; 15(6): 411-7.

[51] Goldenberg RL, Cutre GR, Hoffman HJ, Foster JM, Nelson KG, Aut. JC. Intrauterine growth retardation: standards for diagnosis. Am J Obstet Gynecol. 1990; 162(6): 1642-3.

[52] Gardosi J, Mongelli M, Wilcox M, Chang A. An adjustable fetal weight standard. Ultrasound Obstet Gynecol. 1995; 6: 168-174.

[53] Asamblea Médica Mundial. Declaración de Helsinki de la Asociación Médica Mundial. Principios éticos para las investigaciones médicas en seres humanos. 59ª Asamblea General, Seúl, Corea, octubre 2008.

[54] Ley 41/2002, de 14 de noviembre, básica reguladora de la autonomía del paciente y de derechos y obligaciones en materia de información y documentación clínica. Boletín Oficial del Estado, núm. 274 de 15 de noviembre de 2002, páginas 40126 a 40132.

[55] LEY ORGÁNICA 15/1999, de 13 de diciembre, de Protección de Datos de Carácter Personal. Boletín Oficial del Estado, núm. 298 de 14 de diciembre de 1999, páginas 43088 a 43099.

[56] Censo de Población y Viviendas, 2011. Instituto Nacional de Estadística. Madrid. http://www.ine.es/jaxi/tabla.do?path=/t20/e244/avance/p02/l0/&file=1mun11.px&type=pcaxis&L=0

[57] Fernández Alba JJ, Martín A, Torrejón R, Moreno LJ, Comino R. Sistema de informatización de la Unidad de Partos del Hospital Universitario de Puerto Real. Progresos de Obstetricia y Ginecología. 1995; 38(5): 297-308.

[58] Apgar V. A proposal for a new method of evaluation of the newborn infant. Curr Res Anesth Analg. 1953; 32: 260-7.

[59] Tukey JW. Exploratory Data Analysis. 1977; Reading, MA: Addison-Wesley.

[60] International Committee of Medical Journal Editors. Uniform requirements for Manuscripts Submitted to Biomedical Journals. Actualizado abril de 2010. Citado 5 de marzo de 2013. Disponible en: http://www.icmje.org/urm_main.html.

[61] WHO. The use and interpretation of anthropometry. WHO. Technical report series. N 854. Ginebra, 1999.

[62] Goldenberg RL, Cutter GR, Hoffman HF, Foster JM, Nelson KG, Aut. JC. Intrauterine growth retardation: standards for diagnosis. Am J Obstet Gynecol. 1989; 161: 271-7.

[63] Ego A, Blondel B, Zeitlin J. Courbes de poids à la naissance: une revue de la littérature. J Gynecol Obstet Biol Reprod. 2006 ; 35(1) : 749-61.

[64] Santamaría R, Verdú LI, Martín C, García G. Tablas españolas de pesos neonatales según edad gestacional. Laboratorios Menarini, S.A. 1998.

[65] Salomón LJ, Bernard JP, Stavola B, Kenward M Ville Y. Poids et taille de naissance: courbes et équations. J Gynecol Obstet Biol Reprod (Paris). 2007 ; 36 : 50-6.

[66] Roemer VM, Bühler K, Kieback DG. Gestationzeit und Geburtsgewicht. 1. Mitteilung: Intrauterine Wachtstumskurven. Z Geburtsh u Perinat. 1990; 194: 241-53.

[67] Voigt M, Jährig K. Zur Variabilitat von Perzentilwerten der Körpermabe Neugeborener (unter besonderer Berücksichtigung des Körpergewichts). Ärzt Jugendkd. 1991; 82: 139-65.

[68] Roberts CL, Lancaster PAL. Australian national birthweight percentiles by gestational age. Med J Aust. 1999; 170: 114-8.

[69] Dobbins TA, Sullivan EA, Roberts CL y Simpson JM. Australian nacional birthweight percentiles by sex and gestational age, 1998-2007. MJA. 2012; 197: 291-4.

[70] Pedreira CE, Pinto FA, Pereira SP y Costa ES. Birth weight patterns by gestational age in Brazil. An Acad Bras Cienc. 2011; 83: 619-25.

[71] Usher R, Malean F. Intrauterine growth of live-born Caucasian infants at sea level: standards obtained from measurements in 7 dimensions of infants born between 25 and 44 weeks of gestation. J Pediatr. 1969; 74: 901-10.

[72] Arbuckle TE, Wilkins R, Sherman GJ. Birth weight percentiles by gestational age in Canada. Obstet Gynecol. 1993; 31: 39-48.

[73] Kramer MS, Platt RW, Wen SW, Joseph KS, Allen A, Abrahamowicz M, et al. for the Fetal/Infant Health Study Group of the Canadian Surveillance System. A new and improved population-based reference for birth weight for gestational age. Pediatrics. 2001; 108: E35.

[74] Brenner WE, Edelman DA, Hedricks CH. A standard of fetal growth for the United States of America. Am J Obstet Gynecol. 1976; 26: 555:64.

[75] Alexander GR, Himes JH, Kaufman RB, Mor J, Kogan M. A United States National reference for fetal growth. Obstet Gynecol. 1996; 87: 163-8.

[76] Leroy B, Lefort F. À propos de la taille et du poids des nouveau-nés à la naissance. Rev Fr Gynecol. 1971 ; 66 : 391-6.

[77] Mamelle N, Munoz F, Grandjean H pour le group de travail AUDIPOG. Croisance fœtale à parti de l'étude AUDIPOG. I. Établissement de courbes de références. J Gynecol Obstetr Biol Reprod (Paris). 1996 ; 25 : 61-70.

[78] Hayes A, Daly L, O'Brien NG, MacDonald D. Anthropometric standards for Irish newborn. Irish Med J. 1983; 76: 60-6.

[79] Parazzini F, Cortinovis I, Bortolus R, Zanardo V. Distribuzione del peso nei nati tra la 23ª e la 42ª settimana di gestazione in Italia. Med Surg Ped. 1998; 20: 93-7.

[80] Skjaerven R, Gjessing HK, Bakketeig LS. Birthweight by gestational age in Norway. Acta Obstet Gynecol Scand. 2000; 70: 440-9.

[81] Thomson AM, Billewicz WZ, Hytten FE. The assessment of fetal growth. J Obstet Gynaecol Br Commonw. 1968; 75: 903-16.

[82] Milner RDG, Richards B. An análisis of birth weight by gestational age of infants born in England and Wales, 1967 to 1971. J Obstet Gynaecol Br Commonw. 1974; 81: 956-67.

[83] Keen DV, Pearse RG. Weight, lenght, and head circumference curves for boys and girls between 20 and 42 weeks'gestation. Arch Dis Child. 1988; 63: 1170-2.

[84] Wilcox M, Gardosi J, Mongelli M, Ray C, Jonson I. Birth weight from pregnancies dated by ultrasonography in a multicultural British population. BMJ. 1993; 307: 588-91.

[85] Lawrence C, Fryer JG, Karlberg P, Kiklasson A, Ericson A. Modelling of reference values for size at birth. Acta Pediatr 1989; 350: 55-69.

[86] Cedergren MI. Maternal morbid obesity and the risk of adverse pregnancy outcome. Obstet Gynecol. 2004; 103: 219-24.

[87] Sebire NJ, Jolly M, Harris JP, Wadsworth J, Joffe M, Beard RW et al. Maternal obesity and pregnancy outcome: a study of 287.213 pregnancies in London. Int J Obes. 2001; 25: 1175-82.

[88] Weiss JL, Malone FD, Emig D, Ball RH, Nyberg DA, Comstock CH et al. for the FASTER Research Consortium. Obesity, obstetric complications and cesarean delivery rate- A population-based screening study. American Journal of Obstetrics and Gynecology. 2004; 190: 1091-7.

[89] Aranceta J, Pérez C, Serra Ll, Ribas L, Quiles J, Vioque J et al. y el Grupo Colaborativo para el Estudio de la Obesidad en España. Prevalencia de la obesidad en España: resultados del estudio SEEDO 2000. Med Clin (Barc). 2003; 120(16): 608-12.

[90] Niklasson A y Albertsson-Wikland K. Continuous growth reference from 24th week of gestation to 24 months by gender. BMC Pediatr. 2008; 8: 8.

[91] Fok TF, So HK, Wong E, Ng PC, Chang A, Lau J, Chow CB, Lee WH and the Hong Kong Neonatal Measurements Working Group. Updated gestational age specific birth weight, crown-heel length, and head circumference of Chinese newborns. Arch dis Child Fetal Neonatal. 2003; 88: F229-F236.

[92] De Jong CL, Francis A, Van Geijin HP, Gardosi J. Customized fetal weight limits for antenatal detection of fetal growth restriction. Ultrasound Obstet Gynecol. 2000; 15(1): 36-40.

[93] McCowan LM, Harding JE, Sewart AW. Customized birthweight centiles predict SGA pregnancies with perinatal morbidity. BJOG. 2005; 112(8): 1026-33.

[94] Clausson B, Gardosi J, Francis A, Cnattingiuis S. Perinatal outcome in SGA births defined by customized versus population-based birth-weight standards. BJOG. 2001; 108(8): 830-4.

[95] Ego A, Subtil D, Grange G, et al. Customized versus population-based birth weight standards for identifying growth restricted infants: a French multicenter study. Am J Obstet Gynecol. 2006; 194(4): 1042-9.

[96] Sciscione AC, Gorman R, Callan NA. Adjustment of birth weight standards for maternal and infant characteristics improves the prediction of outcome in the small-for-gestational-age infant. Am J Obstet Gynecol. 1996; 175(3): 544-7.

[97] Figueras F, Figueras J, Meler E, Eixarch E, Coll O, Gratacos E et al. Customized birthweight standards accurately predict perinatal morbidity. Arch Dis Child Fetal Neonatal Ed. 2007; 92: 277-80.

[98] Figueras F, Meler E, Iraola A, Eixarch E, Coll O, Figueras J et al. Customized birthweght standards for a Spanish population. European Journal of Obstetrics and Gynecology and Reproductive Biology. 2008; 136: 20-4.

www.ingramcontent.com/pod-product-compliance
Lightning Source LLC
Chambersburg PA
CBHW080239180526
45167CB00006B/2336